VALEUR THÉRAPEUTIQUE

DE

L'ÉLONGATION DES NERFS

PAR

Le Dr FÉLIX LAGRANGE

MÉDECIN AIDE-MAJOR A LA DIRECTION DU 18e CORPS D'ARMÉE
ANCIEN INTERNE DES HOPITAUX DE BORDEAUX, ANCIEN CHEF
DE CLINIQUE CHIRURGICALE
LAURÉAT DE L'ÉCOLE DU VAL-DE-GRACE, PROFESSEUR AGRÉGÉ A LA FACULTÉ
DE MÉDECINE DE BORDEAUX
LAURÉAT DE LA SOCIÉTÉ DE CHIRURGIE DE PARIS

MÉMOIRE COURONNÉ PAR LA SOCIÉTE DE CHIRURGIE DE PARIS

(PRIX LABORIE, 1885)

PARIS

ADRIEN DELAHAYE ET ÉMILE LECROSNIER, ÉDITEURS

23, PLACE DE L'ÉCOLE-DE-MÉDECINE

1886

VALEUR THÉRAPEUTIQUE

DE

L'ÉLONGATION DES NERFS

PAR

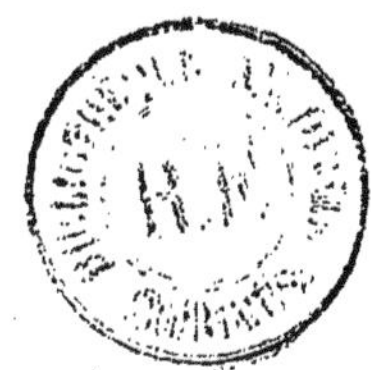

Le Dʳ FÉLIX LAGRANGE

MÉDECIN AIDE-MAJOR A LA DIRECTION DU 18ᵉ CORPS D'ARMÉE
ANCIEN INTERNE DES HOPITAUX DE BORDEAUX, ANCIEN CHEF
DE CLINIQUE CHIRURGICALE
LAURÉAT DE L'ÉCOLE DU VAL-DE-GRACE, PROFESSEUR AGRÉGÉ A LA FACULTÉ
DE MÉDECINE DE BORDEAUX
LAURÉAT DE LA SOCIÉTÉ DE CHIRURGIE DE PARIS

MÉMOIRE COURONNÉ PAR LA SOCIÉTÉ DE CHIRURGIE DE PARIS

(PRIX LABORIE, 1885)

PARIS

ADRIEN DELAHAYE ET ÉMILE LECROSNIER, ÉDITEURS

23, PLACE DE L'ÉCOLE-DE-MÉDECINE

1886

VALEUR THÉRAPEUTIQUE

DE

L'ÉLONGATION DES NERFS

INTRODUCTION

La valeur thérapeutique de l'élongation des nerfs est encore loin d'être élucidée; cette opération a été pratiquée pour un grand nombre d'affections très diverses, et pour toutes ces affections on ignore si elle est supérieure ou inférieure à la névrotomie, la névrectomie, la neurothrypsie, l'arrachement. Qu'elle puisse rendre des services dans une certaine mesure, la chose n'est pas douteuse, mais vaut-elle mieux que les opérations qui l'ont précédée dans l'histoire de la chirurgie? a-t-elle des avantages qui lui soient propres, des indications spéciales? ne peut-elle pas s'accompagner d'accidents particuliers constituant eux-mêmes des contre-indications? En deux mots, dans quels cas faut-il l'admettre, et pourquoi faut-il souvent la rejeter? quel est le degré précis qu'elle mérite d'occuper dans l'échelle thérapeutique qui comprend les divers procédés mis en usage pour le traitement des lésions des nerfs et des centres nerveux?

1

Nous avons eu la pensée de répondre à cette question posée par la Société de chirurgie, pour un certain nombre de raisons : d'abord parce que l'heure est en effet venue de cette revue rétrospective et de cette étude critique sur la valeur de l'élongation. Après s'en être beaucoup servi, beaucoup de chirurgiens tendent à l'abandonner. Les plus prompts à l'enthousiasme hésitent, cherchent des règles qui ne sont encore nulle part formulées ; de plus les observations sont maintenant très nombreuses ; l'opération a été faite souvent avec bonheur, souvent aussi mal à propos, et les revers à côté des succès permettent de porter un jugement plus approfondi. D'autre part beaucoup de malades ont pu être suivis longtemps, et on a pu constater la stabilité ou l'instabilité de la guérison, ce qui dans la question présente est tout à fait capital.

Un autre motif nous a encore poussé à écrire ce mémoire : c'est que le sujet nous est depuis un certain temps connu dans ses détails et que depuis quelques années nous assistons attentivement à son évolution. Nous avons eu l'occasion, en suppléant notre excellent maître le professeur Badal, de Bordeaux, de pratiquer quelques fois l'*élonga*tion, voire même l'arrachement de certains nerfs crâniens pour des affections oculaires et pour des névralgies faciales. Un grand nombre de ces opérations ont été pratiquées sous nos yeux ; de l'étude comparée de tous ces faits nous avons tiré une conviction solide, que nous tâcherons en temps et lieu de faire passer dans l'esprit du lecteur.

Néanmoins les faits personnels ou ceux que nous avons pu suivre de très près constituent évidemment l'infime minorité des matériaux dont il faut tenir compte dans l'étude actuelle. Notre premier devoir a été de réunir le plus grand nombre possible de faits, afin d'asseoir notre jugement sur une très large base en tenant compte des observations

et des opinions de tous les chirurgiens. Mais ici il convient
de fournir une explication :

Nous avons la certitude d'avoir mis à contribution tous
les livres contenus dans les bibliothèques publiques de
Paris, d'avoir consulté tous les index bibliographiques
(*index medicus*, etc.), et cependant nous ne rapportons dans
nos tableaux que 415 cas, alors que Omboni Vincenzo en
1883 en a consigné dans sa revue plus de 500.

Notre érudition pourra au premier abord paraître inférieure ; mais, qu'on veuille bien le remarquer, c'est surtout
une apparence ; Omboni et nous, différons tout à fait dans
la manière d'établir et de comprendre une statistique.

En effet, lorsqu'au cours d'une discussion Langenbeck,
Wesphal, Bénédick etc. disent qu'ils ont pratiqué 10, 15,
20 fois l'élongation du sciatique, Omboni consigne sur ses
tableaux 10, 15, 20 cas d'élongation au nom du discoureur,
et si dans un article rapide Lawrie, Neve, ou tout autre
racontent qu'ils ont pratiqué 30, 60, 100 fois l'élongation
avec un succès constant, l'honorable chirurgien de Crémone tient pour définitivement valables ces assertions et
s'empare avec empressement de tous ces succès.

Cette manière de raisonner ne sera jamais la nôtre ;
une plus grande rigueur est nécessaire dans la critique
scientifique : à ceux qui veulent prouver nous demandons
des preuves, et aux observateurs des observations, c'est-à-
dire pour chaque fait un récit relatant impartialement les
circonstances qui précèdent et suivent l'acte opératoire,
une narration, non pas nécessairement longue, mais
toujours précise, des évènements heureux ou malheureux
qui ont pu survenir.

Il n'est pas de question de chirurgie où cette prudente
circonspection soit plus indispensable. En effet, ne faut-il
pas savoir si la maladie pour laquelle l'élongation a été

faite présentait ou non de la gravité, sa durée antérieure,
et si la guérison s'est ou non maintenue? Sans ces détails,
l'observation est nulle et n'a plus le droit de rentrer dans
une statistique.

Nous n'avons tenu pour valables que les observations
dont nous avons pu nous procurer le texte ou un résumé
étendu contenant ces renseignements nécessaires. Ce sont
ces faits qui constituent les pièces justificatives annexées à
ce travail. Les faits incomplets n'y ont pas pris place ;
c'est le point sur lequel nous insistons afin de bien montrer
pourquoi le chiffre des cas que nous avons rassemblés est
relativement moins considérable que celui qui a été donné
par les auteurs qui se sont déjà livrés à cet ordre de
recherches.

En retranchant ces faits incomplets, nous avons la conviction d'avoir donné à nos chiffres une force démonstra-
tive beaucoup plus grande ; ils sont plus faibles mais valent
davantage. A l'heure où les observateurs et les observations se multiplient, où pour la moindre question il est
nécessaire de manier pour ou contre des masses impo-
santes de faits, il est de toute nécessité que le triage en
soit rigoureux et la source à l'abri de toute contestation.

Les séries d'observations qui suivent ce mémoire sont
rigoureusement épurées ; leur valeur est donc inattaquable ;
nous appuierons volontiers sur leurs significations, car ils
jettent un jour certain sur cette étude qui pourra peut-
être, avec leur aide, se terminer par des conclusions fermes
et pratiques.

Il convient de rechercher successivement les indications
et les contre-indications de l'élongation des nerfs dans les
affections pour lesquelles elle a été pratiquée, savoir :
1° les névralgies ; 2° les affections des centres nerveux,
3° le tétanos, 4° les tics douloureux ou non douloureux de

la face, 5° les spasmes traumatiques et les contractures, 6° les paralysies périphériques.

Chacune de ces catégories fait l'objet d'un chapitre distinct; ces six chapitres constituent le cœur, la substance même du sujet; mais avant de les aborder il est indispensable de rechercher : 1° quels sont les avantages théoriques ou pratiques de l'élongation; est-elle plus facile, plus difficile que les autres opérations? Par son mode d'action peut-elle agrandir le champ de l'intervention chirurgicale? 2° si cette opération n'a pas de dangers particuliers, des accidents fréquents ou possibles qu'on doit porter à son passif. De là résulte la nécessité de deux chapitres préliminaires, l'un ayant trait aux avantages, l'autre aux dangers de l'élongation.

Quelques mots d'historique enfin sont aussi nécessaires et précèdent ce travail.

Cet historique rapide, l'étude du mode d'action spécial, plus ou moins avantageux, de l'élongation, la connaissance de ses dangers, nous serviront à bien comprendre ses indications véritables et à nous rendre un compte plus exact de sa valeur thérapeutique.

CHAPITRE I

CONSIDÉRATIONS HISTORIQUES

Les auteurs qui se sont occupés de l'élongation peuvent être divisés en deux groupes bien distincts : 1° ceux qui ont pratiqué sur le malade l'élongation des nerfs, qui en ont fait l'étude clinique, qui ont publié des faits personnels, des revues critiques, dans le but de mettre en lumière la valeur de l'opération et d'en fixer les indications et les contre-indications ; 2° ceux qui, à l'aide d'expériences physiologiques, ont étudié le mécanisme, les lésions anatomiques de l'élongation, qu'ils ont pénétrée dans son mode d'action intime, et ont exposé et défendu des théories particulières sur ce sujet.

Ce sont ces derniers auteurs qui se sont tout d'abord occupés de la question ; car on ne peut considérer comme se rapportant au sujet les tractions violentes exercées sur les membres des malheureux dont parle Fabricius Guillaume Hildanus sous le titre *Arthritis inveterata tortura sanata*. Sans doute les nerfs étaient par ces manœuvres barbares élongés et peut-être même rompus ; mais il est difficile de dire quelle part revenait aux tortures dans les résultats.

Ce sont donc les physiologistes qui les premiers se sont intéressés à l'élongation ; les effets immédiats et consécutifs de cette manœuvre leur étaient connus avant les opérations célèbres de Nussbaum et de Vogt ; ils en avaient noté du moins les phénomènes principaux. La logique scientifique aurait trouvé son compte à ce que l'opération sortît du laboratoire de physiologie expérimentale pour passer à l'amphithéâtre de clinique ; il n'en a rien été ; les travaux des physiologistes étaient restés lettre morte pour les cliniciens lorsque Nussbaum eut l'idée de mettre en pratique cette manœuvre opératoire. C'est l'empirisme, le hasard, qui nous a mis en possession de cette méthode nouvelle, alors que les physiologistes l'avaient expérimentée, la connaissaient dans ses détails et en avaient classé les résultats selon les conditions variables de l'expérience. Ce fait, pour être malheureusement banal dans les choses de la médecine, n'en est pas moins digne d'être noté.

La première étude physiologique est celle de Harless et Huber [1] qui s'attachèrent surtout à démontrer l'importance des enveloppes nerveuses, du périnèvre, des vaisseaux qu'il contient. Ils firent voir, en sectionnant le sciatique d'un animal vivant, que les nerfs sont tendus dans leurs gaines ; ils étudièrent les prolongements, les anastomoses des vaisseaux sanguins dans l'épaisseur même des faisceaux nerveux, et comparèrent avec bonheur le périnèvre au périoste.

En 1864 Valentin [2] publia un travail plus complet sur les modifications qui surviennent dans les nerfs élongés : il suspendit des poids aux nerfs lombaires d'une grenouille décapitée, et formula des conclusions très précises, dont l'exactitude a été depuis bien souvent contrôlée. Entre autres faits il démontra que, sous l'influence de l'élongation, le nerf se trouve comprimé par son enveloppe, et que la pression qui en résulte n'exerce pas une influence

---

1. Harless et Huber, *Zeitschr. f. rat. Medic.*, S. 446 et 447. 1859.
2. Valentin, *Versuche einer physiol. Pathologie der Nerven*, 2 Abtheil, S. 240, 399, 1864.

considérable sur la motilité. Malheureusement l'animal étant décapité, Valentin ne put constater les modifications de la sensibilité.

Schleich[1], le premier, rechercha l'effet produit sur les fibres sensitives par l'élongation ; il arriva à cette conclusion que, si quelquefois au début de l'expérience la sensibilité devenait plus vive, elle était toujours abolie par une traction énergique.

Un grand nombre d'expériences que nous aurons l'occa- de faire connaître furent faites plus tard par Tutscheck[2], Vogt[3], Conrad[4], Quinquaud[5], Laborde[6], Brown-Sequard[7], etc., etc., etc. ; mais après le mémoire de Schleich, le fait, le grand fait déjà entrevu par Harless et Huber, l'abolition de la sensibilité, la conservation relative ou absolue de la motilité, ce fait à la fois si extraordinaire et si précieux, était connu.

L'affirmation était catégorique ; il était naturel de transporter l'élongation dans le domaine de la thérapeutique et de l'appliquer aux traitements des hyperesthésies douloureuses, des névralgies. Il n'en fut rien ; la première opération faite après les travaux de Schleich, était presque involontaire, due au hasard et d'ailleurs s'adressait à des phénomènes moteurs. En effet cette première opération d'élongation fut pratiquée en 1872 par Nussbaum[8] sur un soldat frappé le 1er septembre 1870 à l'aide de la crosse d'un

1. Schleich, *Versuche über die Reizbarkeit der Nerven im Dehnungszustande* Zeitschr. f. Biologie, Band VII, S. 379, 1871.

2. Tutscheck, *Ein Fall von Reflexepilepsie geheilt durch Nervendehnung.* Inaug. Dissert. München, 1875.

3. P. Vogt. *Die Nervendehnung als Operation in der chirurgischen Praxis.* Leipzig, 1877.

4. Conrad, *Experimentelle Untersuchung über Nervendehnung.* Dissert. Greifswald, 1876.

5. Quinquaud, *in* thèse Scheving, 1881 (Paris).

6. Laborde, *Soc. biologie*, 22 janvier 1881.

7. Brown-Sequard (*Soc. biologie*, 29 janvier 1881).

8. Nussbaum, *Deutsche Zeitschr. f. Chirurgie*, septembre 1872, t. I, p. 450.

fusil sur la partie gauche de la nuque et au coude. Il en était résulté de la contracture du côté gauche de la poitrine de tout le bras gauche et de l'avant-bras jusqu'à la main. Nussbaum se proposait de suivre les quatre nerfs cervicaux inférieurs jusqu'à leur sortie de la colonne vertébrale, de détacher les adhérences probablement établies en cet endroit, d'élonger même ces nerfs, et d'agir ainsi jusque sur les portions voisines de la moelle. Les nerfs furent en effet découverts, l'opérateur les saisit avec les doigts, exerça des tractions en haut, en bas, à droite et à gauche. Le malade, après un long sommeil, se réveilla guéri et pour toujours. — Nussbaum venait de faire la découverte d'une opération nouvelle.

Il importe de remarquer qu'il ne s'agissait pas de névralgie dans ce fait; il y avait au contraire une anesthésie complète du membre, en même temps qu'une contracture musculaire.

La sensibilité normale revint pendant que disparaissait la contracture.

Le premier auteur ayant mis à profit l'action spéciale de l'élongation sur la sensibilité est P. Vogt[1] qui en obtint un résultat favorable dans un cas de sciatique. Il se servit d'une méthode spéciale, la méthode non sanglante, consistant à fléchir le membre malade à angle droit sur la hanche, le genou étant dans l'extension complète; son malade guérit.

Bientôt les faits se multiplièrent; Callender[2], Studsgaard[3], Annandale[4], Berridge[5], etc., etc. imitèrent la conduite de Nussbaum, et d'un autre côté les cas d'élongation pour né-

1. Vogt, *Klin. Wochen.*, p. 22, 1874.
2. Callender, *The Lancet*, t, I, p. 883, 1875.
3. Studsgaard, *Hosp. Tidende*, t. XLV, 1878.
4. Annandale, *The Lancet*, t. I, p. 555, 1879.
5. Berridge, *Brit. med. Journal,* 2 avril 1881.

vralgie ne tardèrent pas à devenir très nombreux. De 1872 à 1877, huit opérations seulement furent pratiquées pour des névralgies, ainsi que l'atteste le mémoire de Blum[1]. Mais dans les années qui suivirent, les faits se succédèrent avec une grande rapidité.

Nous citerons particulièrement les travaux et les observations de Czerny[2], de Hahn[3], de Küster[4], de Gillette[5], de Quinquaud etc.

Mais ce n'est pas sur le terrain exclusif des névralgies que l'élongation prit de l'importance. Sous l'impulsion de Langenbuck, on ne craignit pas de la mettre en usage dans le traitement des maladies de la moelle, surtout dans l'ataxie locomotrice.

Les meilleurs travaux publiés sur ce sujet sont ceux de Langenbuck[6] lui-même, de Müller et Ebner[7], la communication de P. Leyden[8] à la Société de médecine de Berlin, la brochure de Nocht[9], les publications de la clinique de Gussenbauer[10], celles de Benedick[11], enfin les communications faites en France sur ce sujet par Debove et Gillette[12].

C'est surtout pour la névralgie sciatique que l'élongation a été pratiquée, mais elle a été faite aussi très souvent pour la névralgie du trijumeau. Polaillon[13], Ledentu[14], ont pu-

---

1. Blum, *Bull. et mém. de la Société de chirurgie*, 1880.
2. Czerny. *Arch. für Psychiatrie*, Bd. X, p. 284, 1879.
3. Hahn, *Berlin, klin. Wochenschrift*, 1880, 19 avril.
4. Küster, *Berlin, klin. Wochenschrift*, 1880.
5. Gillette, *in* th. de Nicolas, 1881.
6. Langenbuck. *Berlin. klin. Wochen.*, p. 709, 1879.
7. Müller et Ebner, *Centralblat für Chirurgie*, n° 30, p. 474, 1881.
8. P. Leyden, *Deutsche med. Zeitung*, 1882; discussion Soc. de méd. de Berlin.
9. Nocht, Leipsig, 1883.
10. Gussenbauer. *Prag. med. Woch.* p. 101-245, 1882.
11. Benedick, *Varl anfige Mittheilung*, etc., etc., *Wiener medical Presse*, 24 juillet 1881.
12. Debove et Gillette, *France médicale*, 26 décembre 1880.
13. Palaillon, *Soc. de chirurgie*, 9 novembre 1881.
14. Le Dentu, *Soc. de chirurgie*, 2 novembre 1881.

blié d'intéressantes observations qu'on retrouvera plus loin. L'élongation du nasal préconisée par le professeur Badal[1], de Bordeaux, mérite une mention toute particulière par son innocuité absolue et sa grande efficacité.

Pendant que l'opération était ainsi faite pour des troubles pathologiques portant sur la sensibilité, les chirurgiens, se rappelant le beau succès de Nussbaum pour un cas de contracture, opposaient l'élongation aux phénomènes pathologiques de l'ordre moteur. Verneuil, Ramschoff[2], Clarke[3], Smith[4] publiaient des cas de guérison de tétanos qu'on attribua, à tort ou à raison, à l'élongation elle-même. Dans les tics douloureux ou non douloureux de la face, l'élongation du facial donna, entre les mains de Baum[5], de Gray[6], de Southan[7], de Hahn[8] et de quelques autres, des résultats dignes de la plus grande attention.

De même Studsgaard[9], Tillaux[10], Mosetig[11], Nicoladini[12], Annandale[13], etc., ont publié, sur l'élongation et la résection du spinal, des observations dont l'étude devra faire l'objet d'un chapitre spécial.

Il n'est pas jusqu'aux paralysies périphériques, jusqu'à la lèpre anesthésique, maladie microbienne et infectieuse, qu'on n'ait prétendu guérir par la distension des nerfs. On a même publié sur cette dernière affection des sta-

---

1. Badal, *Annales d'oculistique* 1882, 1883.
2. Ramschoff, *Cincinnati Lancet and clinic.*, t. II, 1879.
3. Clarke, *Glascouv med. Journal,* juillet 1879.
4. Smith, *Med. Times and Gaz.* t. II, p. 216, 1880.
5. Baum, *Berliner klinick Woch.* T. XXV, n° 20 p. 395, 1878.
6. Gray, *Revue Hayem*, 1883-T. XXI. p. 684.
7. Southan, *The Lancet*, 27 avril 1881.
8. Hahn, *Berliner klinisck Woch.* Bav. 1882.
9. Studsgaard, *Hosp. Tidende*, t. XLV, 1878.
10. Tillaux, *Bulletin de l'académie de médecine*, 1882.
11. Mosetig, *Wienn. med. Press*, 1881, n° 27.
12. Nicoladini, *Wienn. med. Press*, 1882, n° 29.
13. Annandale, *The Lancet*, t. I, 1879.

tistiques favorables jusqu'à l'invraisemblance, montrant une fois de plus jusqu'où l'engouement et l'enthousiasme peuvent conduire l'esprit du chirurgien qui ne fait pas une part suffisante à la critique, et admet à la légère des faits en désaccord avec les vérités élémentaires et fondamentales de la physiologie.

Pendant que le côté clinique de l'élongation prenait une si vaste extension, les physiologistes continuaient leurs études et montraient ce qu'il était légitime d'en attendre et ce qu'il était présomptueux d'en espérer. Tutscheck[1] formulait en un langage précis les effets constants de l'élongation des gros troncs nerveux, et Duvault[2], sous l'inspiration du professeur Verneuil[3], proposait de remplacer cette opération par un traumatisme opératoire analogue, la neurothripisie.

En 1877, Vogt[4] expérimenta sur le cadavre et conclut, à tort, ainsi que le démontra plus tard Gillette[5], que l'élongation n'agit pas sur les centres, mais seulement sur l'extrémité périphérique des nerfs.

Dès cette époque les expériences se multiplièrent autant que les opérations sur le vivant. Conrad[6], sous la direction de Landois, affirma de nouveau après Schleich, la disparition de la sensibilité à la suite de l'élongation du nerf, alors que le pouvoir des fibres centrifuges est en grande partie, sinon totalement conservé.

Puis vinrent les expériences de Tarchanoff[7], de Laborde,

1. Tutscheck, *Ein Fall von Reflexepilepsie geheilt durch Nervendehnung.* Inaug. Dissert. München, 1875.

2. Duvault, *in* thèse, 1876.

3. Verneuil, *in* thèse Duvault et *Bulletins de la Société de chirurgie*, 1884.

4. Vogt. *Die Nerven-Dehnung*, Leipzig, 1877.

5. Gillette et Félizet (cité par Artand et Gilson, *Revue de chirurgie*, 1882. p. 143 et thèse Nicolas, 1881. Paris.

6. Conrad, *Experimentelle Untersuchung über Nervendehnung*. Inaug. Dissert. Greisfswald, 1876.

7. Tarchanoff, *in* Thèse Nicolas, 1881.

de Brown-Sequard, qui méritent une mention particulière dans cette énumération rapide, de Quinquaud, qui a bien étudié les lésions anatomiques et qui a le premier constaté le phénomène dit de transfert.

Quelques thèses ont dans ces dernières années exposé assez complètement les idées de ces savants expérimentateurs ; citons en particulier celles de Scheving [2], de Wiett [3], de Nicolas [4].

Nous aurions pu compliquer inutilement cet historique, mais il aurait pris dans ce travail des proportions démesurées ; les faits qui s'y rattachent trouveront leur place naturelle dans les pages suivantes.

En terminant, cependant, nous tenons essentiellement à signaler que l'œuvre par nous entreprise aujourd'hui, c'est-à-dire l'étude d'ensemble de l'élongation des nerfs, de sa valeur thérapeutique en particulier, a déjà été faite plusieurs fois et magistralement. Déjà Blum (1878) [5] avait résumé à grands traits la question, en rapportant les rares opérations faites à cette époque, lorsque l'élongation prit tout à coup un essor rapide et devint le sujet de travaux très étendus.

A l'étranger, deux revues remarquables par leur érudition ont été publiées sur l'élongation des nerfs ; ce sont celle de Chandler [1] et celle d'Omboni Vincenzo [2]. Stinzing [3], Nocht [4] ont écrit des travaux utiles à consulter, mais beaucoup moins complets. Citons encore parmi les travaux étrangers une revue de Fenger et Lee portant sur 94 cas et

---

1. Scheving, thèse Paris, 1881.
2. Wiett, thèse Paris, 1881.
3. Nicolas, thèse Paris, 1881.
4. Blum, *Archives générales de méd.* p. 22 et 19, 1878.
5. Chandler. *The med. Record.* Nerv-York, septembre 1882.
6. Omboni Vincenzo, *Annali di universali* etc..., mars 1883, p. 177.
7. Stinzing, *Ueber Nervendehnung*, 1883.
8. Nocht, Leipsig, 1883.

publiée dans le Journal *of nervous and mental diseases*
(New-York, avril 1881).

Parmi les travaux français, l'un des plus importants est
celui que le professeur Chauvel a publié dans les Archives
de médecine, 1881. Toutes les observations ou du moins
presque toutes celles qui étaient connues à cette époque y
sont consignées avec un luxe de détails qu'on ne saurait
trop louer, tant ces derniers sont précieux pour asseoir une
opinion motivée et vraiment pratique. Pour notre part,
nous regrettons de n'avoir pu faire de même pour les cas
qui accompagnent ce mémoire ; mais les faits sont maintenant trop nombreux ; placées dans le texte, les observations
même résumées, prendraient une place infiniment trop
grande ; il a fallu les résumer et les reléguer à la fin de ce
mémoire. Toutefois nous avons consigné sous forme de
remarques générales les faits marquants, dignes d'être re-
tenus. Nous avons notamment recherché avec soin combien
de temps la guérison s'était maintenue, s'il y avait eu des
accidents imputables à l'opération, si l'affection en traitement était ancienne, invétérée, d'une cure difficile ou facile
à obtenir.

Dans la Revue de chirurgie, 1882, Artaud et Gilson[2] ont
publié une étude excellente à tous les points de vue, sauf
précisément en ce qui concerne l'abondance, le nombre
des renseignements sur chaque malade. A notre avis, le la-
conisme de leurs tableaux affaiblit beaucoup la valeur de
leur raisonnement et de leurs conclusions ; ils ne démontrent pas, ils affirment. Nous nous sommes efforcé de ne pas
les imiter sur ce point. Puissions-nous y avoir réussi !

---

1. Chauvel, t. I, p. 707 (*Arche de med.*) et t. II, p. 70. Cet auteur a publié
dans la même revue (1885, juin, p. 711) une deuxième étude critique résu-
mant très exactement la question.

2. Artaud et Gilson. *Revue de chirurgie*, 1882, p. 134 et 207.

CHAPITRE II

ANATOMIE ET PHYSIOLOGIE PATHOLOGIQUES COMPARÉES
DE L'ÉLONGATION ET DE LA NÉVROTOMIE
MODE D'ACTION SPÉCIAL DE L'ÉLONGATION

L'étude que nous devons faire est d'un ordre essentiellement clinique et pratique ; ce chapitre pourra par conséquent paraître au premier abord une surcharge et un hors-d'œuvre. En réalité il n'en est rien. Alors même qu'il ne se serait pas rattaché directement au sujet, je l'aurais écrit, parce que les vérités cliniques doivent être vues autant que possible à la lumière de l'anatomie et de la physiologie pathologiques. Une conclusion tirée de l'observation pure qui peut s'appuyer sur les raisonnements théoriques et sur les expériences de laboratoire est infiniment plus solide qu'une déduction à laquelle manque cette consécration. L'union du laboratoire et de la salle d'hôpital a été trop féconde dans ces derniers temps pour ne pas chercher dans tous les cas à la maintenir ; on en tire un profit véritablement scientifique.

Mais dans ce cas particulier la nécessité de cette étude préliminaire est évidente. En effet, pour bien apprécier la valeur de l'élongation des nerfs, il est indispensable que nous en comprenions le mécanisme, que nous délimitions exactement sa sphère d'action ; si par exemple la physiologie établissait que l'élongation agit purement et simplement comme une section nerveuse, ou comme une résection, à priori, ces avantages paraîtraient fort limités; si au contraire sa sphère d'action est beaucoup plus large, si par exemple elle agit à distance, au loin, sur les centres nerveux, ou bien si elle est plus précise, atteignant particulièrement l'un des deux groupes de fibres centrifuges ou centripètes, son action thérapeutique grandit immédiatement, devient plus étendue, plus utilisable. Nous devons donc rechercher tout d'abord si l'élongation des nerfs a une anatomie et une physiologie pathologique spéciales, si par comparaison avec la névrectomie, névrotomie ou écrasement, dans son mode d'action, dans les lésions qu'elle détermine, quelque chose de spécial en augmente la sécurité, en diminue la gravité, la rend plus sûre dans ses résultats.

Les auteurs ont tout d'abord cherché à démontrer que l'élongation intéressait exclusivement les nerfs sensitifs sans influencer en aucune façon les nerfs moteurs. Laborde[1] a particulièrement insisté sur ce point dans des communications à la Société de biologie, et Wiett[2], son élève, y revient complaisamment dans sa thèse. Le fait est constant; dans les propres expériences que nous avons faites et dont on trouvera le détail plus loin, nous avons remarqué que l'anesthésie survenait en l'absence de la paralysie, du moins d'une paralysie complète du mouvement; il est rare que les muscles ne soient pas plus ou moins impuissants après la disparition de la sensibilité; mais ce fait peut être considéré comme acquis, à savoir, que la perception de la sensibilité est supprimée dans le

---

1. Laborde, *Soc. de biologie*, 5 et 12 février 1881.
2. Wiett, *Contribution à l'élongation des nerfs*, Thèse de Paris, n° 41, 1881.

membre dont le nerf a été élongé avec une certaine force, j'entends dans les parties du membre qui ressortissent à ce nerf. Le courant moteur au contraire est toujours plus ou moins conservé.

Ce résultat inattendu des élongations était fait pour surprendre, car il n'y a, au point de vue de l'anatomie, aucune raison pour que les filets sensitifs soient atteints séparément par l'élongation, et pour que cette opération opère la moindre dissociation entre ceux-ci et les filets moteurs. L'histologiste ne constate aucune différence de forme, de volume, de structure, entre les tubes nerveux qui transmettent les deux courants centrifuge et centripète. Les études microscopiques faites sur les nerfs élongés démontrent bien d'ailleurs cette identité.

Les premiers travaux importants sur ce sujet appartiennent à Vogt[1]. En examinant sur un cobaye le nerf sciatique élongé à l'aide de la traction d'un crochet mousse, cet auteur constate une extravasation sanguine plus ou moins abondante, et une diminution des adhérences du nerf au périnèvre; alors même qu'il n'y a aucune rupture des tubes nerveux, il existe nombre de ruptures vasculaires dans le périnèvre et dans les cloisons conjonctives du faisceau nerveux. Vogt en conclut, comme avant lui Harless, que l'élongation d'un nerf en modifie les fonctions par le ralentissement de la circulation et la diminution des échanges nutritifs.

Sans doute l'élongation faible n'entraîne pas d'autre désordre au point même où porte l'instrument élongateur, mais il n'en est pas de même après les tractions plus violentes imprimées au nerf élongé; il se produit alors de

---

1. Vogt, *Die Nervendehnung als Operation in chirurgischen Praxis*, Leipzig, 1877, *Kilinische Wochensch.* p. 22, 1874. *Centralblatt f. Chir.*, N° 40, 1876.

véritables lésions dans la substance même du nerf, un certain nombre de fibres sont rompues, les fibres sensi-- tives aussi bien que les fibres motrices. Ces lésions ont été bien mises en lumière par Damaschino[1], Latteux, Prévot et Eternod, Withowski[2], et surtout par Quinquaud, dont nous avons contrôlé et vérifié les recherches. Les résultats que nous avons obtenus sont en tout point semblables à ceux qu'il a consignés dans la thèse de son élève Scheving[3] et dans les bulletins de la Société de biologie (19 mars et 23 avril 1881). Sans insister sur les détails, disons que cet auteur a trouvé après l'élongation les mêmes lésions qu'après la section des nerfs, c'est-à-dire des processus de dégénérescence et de régénération se- condaires. Si l'on sacrifie un animal 15, 20, 25, 30 jours après une élongation forte, on constate plusieurs ordres de fibres, les unes saines, les autres dégénérées. Quelques- unes, si l'expérience est vieille de plus de 20 jours, sont en voie de régénération. Les fibres saines occupent plus par- ticulièrement les parties centrales. J'ajoute que dans toutes les élongations même les plus faibles on trouve des fibres dégénérées, et si Vogt avait mis en usage la méthode maintenant usitée par tous les histologistes, la dissocia- tion dans le picro-carmin après l'action de l'acide osmique, il aurait certainement trouvé des fibres rompues et dé- générées à côté de dilatations vasculaires.

Dans d'autres cas, Quinquaud a trouvé une hypertro- phie péri et intrafasciculaire ayant entraîné une atro- phie du nerf; il s'agissait d'une véritable névrite chro- nique développée sous l'influence du traumatisme et

---

1. Damaschino, *in* Thèses de Scheving, Nicolas, 1881. Paris.
2. Withowscki, *Arch. f. Psych. med. Nervenk.*, t. II, 1881, p. 532; *Revue des sciences méd.* Nº 38, p. 642, 1882.
3. Scheving, Th. Paris, 1881.

portant en elle tous les dangers des processus scléreux.

Les lésions de l'élongation intéressent donc, et c'est là le point capital à mettre en relief, les tubes moteurs aussi bien que les tubes sensitifs. Ces désordres anatomiques locaux sont absolument comparables à ceux que déterminent la section ou la résection d'un nerf. Quant aux lésions produites par la neurothripsie, il y a identité absolue ; dans les deux cas le névrilème est conservé, la régénération des fibres rompues se fait avec la même facilité, soutenues qu'elles sont dans leur reproduction par les cloisons naturelles qui les séparent à l'état normal.

Le professeur Verneuil est-il donc dans le vrai lorsqu'il assimile la distension des nerfs à la neurotripsie, et lorsqu'il remplace celle-là par celle-ci? Oui, sans doute, si nous ne tenons compte que de l'examen anatomique fait sur le point élongé; mais assurément non, si, poursuivant notre étude, nous examinons le résultat de l'expérimentation physiologique.

A ce point de vue il n'est pas de comparaison plus instructive que celle des expériences consignées dans la thèse de Duvault[1] avec les recherches de laboratoire faites en si grand nombre par tant de physiologistes distingués.

Si nous prenons les expériences IV et V (p. 27), de ce travail, nous lisons ceci :

Expérience IV. — Nerf broyé sur la sonde cannelée :
« 17 mai 1876. — M. Marchand dénude et isole le sciatique d'un jeune chien. Il introduit la sonde cannelée sous ce nerf et le soulève légèrement en ayant soin de faire porter les deux

1. Duvault, *De la distension des nerfs comme agent thérapeutique.* Th. Paris, 1876.

bords de la sonde sur le nerf; puis avec le pouce de la main droite il comprime fortement ce nerf sur la sonde en le faisant rouler plusieurs fois sous son doigt. La sonde une fois retirée, on remarque sur le nerf un sillon profond à l'endroit où a porté la sonde.

« L'opération terminée, on fait marcher l'animal; on observe que sa jambe est traînante; néanmoins il s'appuie encore dessus, mais les doigts reposent sur le sol tantôt par leur face dorsale, tantôt par leur face plantaire. Anesthésie complète.

« Enfin *la paralysie du mouvement et de la sensibilité persiste complète* jusqu'au 12 juin, moment où l'animal est sacrifié. »

Expérience V. — Nerf sciatique modérément broyé.

« 27 mai 1876. — M. Marchand dénude le nerf sciatique gauche d'un chien, introduit sous ce nerf une sonde cannelée et presse ce nerf entre son pouce et les bords de la sonde. La pression qu'il exerce est moins grande que pour la IVe expérience.

« Le chien se sert encore de ce membre pour la marche, mais il est traînant et moins solide.

« La sensibilité paraît obtuse, car la piqûre et le pincement ne déterminent pas de mouvements brusques.

« Plus tard la sensibilité et la motilité reviennent ensemble. »

Dans l'une des expériences personnelles dont on trouvera la relation à la fin de ce travail, nous avons constaté les mêmes phénomènes; la neurotripsie s'est accompagnée des mêmes accidents du côté de la motilité et de la sensibilité; les deux ordres de fibres ont été également intéressés.

La neurotripsie amène donc des troubles moteurs analogues et parallèles aux troubles sensitifs, mais l'élongation entraîne des résultats très différents. Les physiologistes sont sur ce point d'une unanimité convaincante, et nos propres expériences, au nombre de trois, ont été pleinement confirmatives (Voir à la fin du mémoire. Expériences I, III, IV).

Harless et Huber[1] (1859), Valentin[2] (1864), Schleich[3] (1871) concluent tous de leurs recherches expérimentales faites sans théorie préconçue qu'une traction énergique détruit la sensibilité sans supprimer la motilité. Tutscheck[4] résume leurs conclusions et fait accepter par tous les quatre propositions suivantes :

1° Une seule distension légère du tronc du sciatique augmente l'irritabilité réflexe dans le membre où se distribue le nerf.

2° Une seconde distension suivant de près la première diminue notablement cette irritabilité.

3° Une troisième la ramène au-dessous de la normale ; les irritations mécaniques déterminent encore des réflexes.

4° Une forte distension abaisse l'excitabilité. — Conrad (1876) glisse de petits bâtons de verre sous les nerfs, élonge ces derniers par une petite rotation imprimée au bâton, et, par ces expériences très bien conduites appuie les conclusions de Tutscheck en insistant particulièrement sur ce fait, à savoir que les fibres centripètes du nerf sciatique ne peuvent pas être soumises à une forte élongation sans perdre l'intégrité de leurs fonctions ou tout au moins une partie de ces fonctions. Leurs propriétés disparaissent plutôt que celles des fibres centrifuges.

Le fait est donc patent : l'élongation agit surtout sur la sensibilité, tandis que la neurotripsie et à plus forte raison la névrotomie intéressent également les fibres centrifuges et centripètes.

1. Harless et Huber, *loc. cit.*

2. Valentin, *Versuche einer physiol. Pathologie der Nerven.* 2 Abtheil, S. 240 399, 1864.

3. Schleich, *loc. cit.*

4. Tutscheck. *Ein Fall von Reflexepilepsie geheilt durch Nervendehnung.* Inaug. Dissert. München, 1875.

5. Conrad, *Experimentelle Uutersuchung über Nervendehnung.* Inaug. Dissert. Greifswald, 1876.

Ce fait est en contradiction flagrante avec le résultat des lésions anatomiques dont nous avons fait précédemment une revue rapide, et qui sont les mêmes dans la neurotripsie et dans l'élongation. Il est d'autant plus extraordinaire que dans les affections chirurgicales des nerfs mixtes, s'il y a dissociation des phénomènes sensitifs et moteurs, ce sont les derniers qui débutent et atteignent d'habitude le plus haut degré. Tout le monde sait en effet que la contusion des nerfs détermine une paralysie de la motilité, toujours plus accusée que la paralysie correspondante de la sensibilité. La perte du mouvement est le résultat le plus ordinaire de la lésion des nerfs ; la sensibilité peut être abolie ou diminuée, offrir diverses perversions, « mais il est à remarquer que les troubles sensitifs n'accompagnent pas fatalement les désordres du mouvement. » (Poinsot.)

Tripier, dans le Dictionnaire encyclopédique, affirme en d'autres termes les mêmes idées, et c'est encore ce qu'on trouve à chaque page dans le beau livre de Weir-Mitchell.

La compression des nerfs agit comme la contusion, aussi bien sur les filets moteurs que sur les filets sensitifs ; c'est là un fait connu de tous les pathologistes.

A l'aide d'un appareil ingénieux, Weir-Mitchell a cherché à déterminer exactement à quel degré de compression un nerf mixte devait être soumis pour ne plus laisser passer les deux courants qui le traversent à l'état normal ; les deux ordres de fibres, centrifuge et centripète, supportent le même poids, et se conduisent sous la force artificielle qu'on leur oppose de la même façon. François Franck et Boinet[1] ont répété, en modifiant un peu les procédés, l'expérience de Weir-Mitchell ; ils ont trouvé que sur un lapin il fallait une pression de 840 grammes de mercure pour supprimer

1. François Franck, *Soc. de biologie*, février 1880 et Boinet, Th. doctorat, 1880.

le courant moteur, et exactement la même quantité pour supprimer le courant sensitif du pneumogastrique. Les fibres sympathiques perdent leurs pouvoirs conducteurs avec une pression de 640 grammes. Il n'était pas inutile de démontrer que les fibres sensitives et motrices résistent également à la pression, car dernièrement un auteur anglais, John Marshall[1], a émis une théorie séduisante pour expliquer le mécanisme de l'élongation, qui d'après lui, agirait par compression ; voici comment : chaque cylindre-axe est enfermé dans un tube élastique, la gaine de Schwann, doublée de gaines concentriques de tissu conjonctif qui l'environnent ; la traction de ces gaines élastiques diminue leur calibre en augmentant leur longueur ; il en résulte que le cylindre-axe est à l'étroit et se trouve comprimé par la propre enveloppe qui l'entoure et retient le névrilème autour de lui : si la traction est assez forte, les axes se cassent ainsi d'ailleurs que la gaine de Schwann, mais une traction même modérée suffit pour comprimer le même cordon nerveux. Dès lors si les fibres sensitives supportent moins facilement la pression que les fibres motrices, les résultats physiologiques de l'élongation sont expliqués et le problème résolu. Mais nous l'avons vu plus haut, les expériences de Franck, Weir Mitchell, Boinet, montrent avec évidence qu'il n'en est rien ; l'explication du retentissement spécial de l'élongation sur la sensibilité n'est donc pas là.

Callender[2], après avoir très judicieusement insisté sur la dénudation des troncs nerveux, la destruction des adhérences anormales avec le tissu voisin, interprète le mécanisme de l'élongation de la façon habile que voici : à l'état normal, le système nerveux central domine le système

----

1. John Marshall, *Nerve stretching for the relief or cure of pain. The Lancet*, 15 décembre, 1883.
2. Callender, *The Lancet*, tom. I, p. 883. 1875.

périphérique ; à l'état pathologique, l'ordre est renversé :
c'est le système nerveux périphérique sensitif qui tient
sous sa dépendance les centres nerveux ; l'élongation agit
en débarrassant pendant quelque temps le système central
de l'influence pernicieuse des sensations périphériques ;
pendant ce temps les centres reprennent le dessus et tout
rentre dans l'ordre.

Mais ceci n'explique pas du tout pourquoi la neurotripsie, la résection, n'agissent pas de la même façon,
et pourquoi l'élongation possède cette propriété, cet avantage, cette *vertu thérapeutique* d'intéresser les filets sensitifs en respectant les filets moteurs.

Vogt[1] a donné une théorie qui ne me paraît pas meilleure : il commence par établir que l'élongation du nerf
se communique à tous les points et se propage selon toutes
les directions. Il démontre ensuite, en s'appuyant sur des
expériences et sur des recherches microscopiques négatives,
que la propagation de la traction centrifuge n'arrive pas
jusqu'au centre. En revanche il estime que l'élongation centripète des nerfs s'irradie vers la périphérie, et peut très
bien agir sur l'extrémité terminale. C'est par ces modifications sur l'appareil terminal que Vogt explique les résultats heureux de l'élongation. Toutes ses affirmations sont
hypothétiques et insuffisamment fondées. Le seul résultat
positif qui se dégage du travail de Vogt a trait aux troubles
de vascularisation du nerf, dont la nutrition est ainsi trou-
blée et les fonctions modifiées. Mais ces troubles de nutrition
ne font en aucune façon comprendre pourquoi la sensibilité
est intéressée alors que la motilité reste intacte, et, encore
une fois, c'est le point obscur du sujet.

L'explication doit être cherchée dans le retentissement de

1. Vogt, *loco citato*.

l'élongation sur les centres, du sciatique par exemple sur la moelle épinière.

L'élongation diffère de la neutrotripsie, de la névrotomie, parce que le chirurgien en la pratiquant agit non seulement sur le point élongé, mais sur l'axe nerveux lui-même. C'est ce qu'il importe de bien faire ressortir pour montrer en quoi diffère la physiologie pathologique de ces opérations rivales dont nous voulons comparer les résultats, élongation, section, résection, écrasement des nerfs.

Pour achever cette étude comparée préliminaire, et nous préparer à l'étude clinique comparée, démontrons donc ce retentissement de l'élongation sur la moelle.

Cette démonstration a été faite par Tarchanoff, Laborde, Quinquaud et Brown-Sequard. Ces auteurs ont établi :

1° Que l'élongation agit en interrompant le courant sensitif, et en laissant passer le courant moteur ;

2° L'élongation d'un nerf amène des modifications importantes dans le fonctionnement du nerf du côté opposé du corps, et cela de deux façons :

a. — Le sciatique droit est élongé; l'anesthésie survient non seulement dans la sphère de ce nerf, mais encore dans celle du nerf du côté opposé; il est vrai que cette anesthésie est transitoire ;

b. — Le sciatique droit élongé, le membre droit anesthésié, si l'on élonge le sciatique gauche la sensibilité revient à droite. C'est le phénomène du transfert (Quinquaud) ;

3° Brown-Séquard pratique sur un cobaye une hémisection latérale droite de la moelle; successivement, à la suite de cette hémisection, surviennent une anesthésie dans le membre postérieur gauche et une hyperesthésie dans le membre postérieur droit. Or, l'élongation du sciatique gauche fit reparaître la sensibilité dans le côté gauche.

Brown-Séquard a encore démontré que l'élongation du sciatique pouvait provoquer l'épilepsie chez les animaux aussi bien que la section du sciatique, l'hémisection, ou même la section complète de la moelle.

Tout cela démontre jusqu'à l'évidence le retentissement de l'élongation sur les centres nerveux. Les expériences portent sur les nerfs rachidiens. Pour les nerfs crâniens nos données sont encore très restreintes, mais il n'est pas douteux que les mêmes conclusions ne puissent y être appliquées ; l'influence sur l'encéphale est même, dans l'élongation des nerfs crâniens, tellement à craindre que ce danger est une véritable contre-indication à l'opération dans beaucoup de cas.

Ce retentissement de l'élongation sur la moelle se traduit par des phénomènes objectifs ; c'est ainsi que Gillette et Félizet ont pu voir, en élongeant des sciatiques de cadavres, que le déplacement de la moelle se fait sentir jusqu'au bulbe. J. Marshall, Symington[1] nient à tort ce fait accepté par beaucoup d'autres observateurs. Il n'est pas rare de trouver, à l'autopsie des animaux en expérience ou des malades qui ont succombé à l'opération, il n'est pas rare, dis-je, de trouver dans la moelle des lésions inflammatoires ou dégénératives consécutives au traumatisme.

Leyden en 1881 montra à la Société de Berlin des pièces anatomiques provenant d'un tabétique mort le lendemain d'une élongation violente : les racines postérieures étaient le siège d'une inflammation très marquée, et la moelle d'une vascularisation anormale.

Dans beaucoup de cas, ces inflammations suppurent ; des myélites graves aiguës ou chroniques en résultent ; on

1. Symington, *The Lancet*, tome I, p. 904, 1878.

les constate à l'autopsie du malade, mort, en somme, de l'élongation.

Les deux examens de moelle que nous avons faits à la suite d'expériences instituées dans un autre but que celui de faire des recherches anatomiques n'ont pas grande valeur ; il faut sur ce point nous en rapporter aux auteurs qui ont fait de ce sujet une étude approfondie [1].

Le meilleur travail et le plus récent est celui que Pauline Tarnowski, élève de Mierzejewski (de Saint-Pétersbourg) vient de publier dans les Archives de neurologie, mai-juillet 1885. D'un grand nombre d'expériences très bien conduites, cet auteur conclut que l'élongation des nerfs sciatiques exerce son action principalement sur la région lombaire et y produit :

« Une irritation traumatique avec hémorrhagies capillaires de la moelle à différents niveaux, ce qui contribue à l'atrophie de la corne postérieure, à l'amoindrissement de la partie intramédullaire des racines postérieures et enfin à la « *vacuolisation* » et à l'atrophie des cellules nerveuses des cornes antérieures. »

De même Cattani [2] dans une étude qui vient de paraître, signale, après les élongations récentes, des foyers hémorrhagiques dans la moelle ; les lymphatiques sont dilatés, les cellules nerveuses comprimées par des exsudats blanchâtres et bientôt détruites.

Dans les cas heureux, quand l'élongation est faite en quelque sorte à la dose voulue, la lésion médullaire qui en

1. Minoir, Rogovicht et quelques autres n'ont pas trouvé de lésions centrales dans la moelle et dans les racines des nerfs élongés. Ils en concluent que l'élongation est une sorte de section incomplète du nerf et que les lésions anatomiques sont toujours localisées au voisinage du nerf élongé. La conclusion est trop générale, leurs études démontrent simplement qu'il peut ne pas y avoir de lésions centrales. *Comptes rendus de l'Académie des sciences*, 19 mars 1883. *Revue Hayem*, t. XXIV, p. 434.

2. Cattani, *Gazz. degli ospitali*, n° 4, 1885.

résulte est minine; il est vraisemblable qu'elle doit consister en un trouble circulatoire ayant pour conséquence d'entraîner certains désordres passagers de la nutrition. De ce trouble circulatoire à l'inflammation aiguë ou chronique entraînant de graves désordres pathologiques, il n'y a qu'une différence de degrés, qui doit s'expliquer par des degrés différents dans la force de l'élongation.

Si nous nous sommes bien fait comprendre, le lecteur est maintenant convaincu de ceci :

1° Que l'élongation produit au point élongé des altérations analogues à celles de la compression, de l'écrasement, etc. ;

2° Qu'à ces lésions du nerf s'ajoute un retentissement plus ou moins marqué sur la moelle ;

3° Que par ce retentissement sur les centres doit s'expliquer l'action spéciale de l'élongation sur les nerfs sensibles.

En définitive nous aboutissons à cette conclusion majeure que l'élongation agit sur les cordons sensitifs en créant des troubles circulatoires, nutritifs, inflammatoires, dans la moelle. C'est le mode d'action propre à cette méthode thérapeutique. Telle qu'elle est, elle constitue donc une arme spéciale pour le pathologiste ; elle diffère essentiellement de la section, de l'écrasement des nerfs; elle doit donc donner des résultats différents.

Mais, il faut le dire bien haut, c'est une manœuvre thérapeutique très redoutable que celle qui consiste à agir sur la moelle, à l'irriter, à l'enflammer. Porter un agent d'irritation sur la corde spinale sera toujours d'une audace extrême ; c'est courir une aventure peut-être féconde en profits, mais toujours grosse de complications, et cela d'autant plus que le dosage de l'opération est d'une délicatesse infinie.

Néanmoins cette action sur la moelle constitue pour l'élongation un avantage sur ses rivales : par celle-là on peut toujours faire plus et peut-être mieux que par celles-ci. Mais cet avantage peut entraîner des inconvénients ; l'emploi de la méthode expose à de graves dangers; ce sont ces dangers qu'il importe de bien connaître pour apprécier en connaissance de cause la valeur clinique que nous cherchons à dégager.

L'étude des accidents et des dangers de l'élongation fait l'objet du chapitre suivant.

CHAPITRE III

Nous venons d'établir que l'élongation des nerfs présentait des lésions anatomiques semblables à celles de la section et de la neurotripsie, mais que, par suite d'une action sur la moelle, à distance, les phénomènes symptomatiques primitifs ou consécutifs étaient fort différents. Nous devons maintenant continuer l'étude de l'élongation en recherchant les dangers spéciaux de cette opération et les accidents particulièrement graves dont elle peut être suivie.

Tout d'abord il est clair que l'élongation doit présenter une certaine somme de dangers inhérents à tous les traumatismes chirurgicaux des nerfs. Il existe un certain nombre de complications qu'on ne peut en bonne justice mettre à son passif, par exemple l'entrée de l'air dans les veines, l'érysipèle, l'infection purulente. Mais en revanche certains accidents et des plus graves sont parfois le fait de l'élongation, et nous pouvons ajouter qu'ils sont nombreux : si nous consultons les tableaux statistiques, nous trouvons en effet sur 415 observations publiées dans les recueils périodiques 42 accidents graves ou mortels, qui doivent être imputés à l'opération. Nous allons les examiner avec soin, estimant que cette étude est de première importance.

Le chiffre de ces complications est très élevé ; il pourra peut-être surprendre ; il importe cependant de le considérer comme au-dessous de la réalité, les cas malheureux étant quelquefois. oubliés par les auteurs, alors que la publication des cas heureux ne se fait jamais longtemps attendre.

Ce sont surtout les accidents déterminés par l'élongation sur la moelle qui sont fréquents et redoutables. Dans cette catégorie il est permis de ranger un cas de mort par syncope cardiaque survenue sous l'influence combinée du chloroforme et de l'élongation ; l'observation n'a pas été publiée, aussi ne puis-je insister sur les détails ; mais ce fait doit être rangé au passif de l'élongation, car, étant donné le mécanisme de la mort pendant la chloroformisation, on comprend qu'il n'est pas indifférent de tirer avec force sur un gros tronc nerveux.

En même temps que les chirurgiens, les physiologistes ont noté les graves lésions de la moelle consécutives à la traction nerveuse. Brown-Sequard mentionne diverses altérations médullaires survenues à la suite de l'élongation du sciatique ; il a pu observer l'inflammation et le ramollissement de la moelle épinière au voisinage de la section de l'une de ses moitiés latérales à la région dorsale ; mais ce sont surtout les chirurgiens qui ont constaté la fréquence de ces désordres.

Julius Althaus [1] a attiré l'attention sur ces graves complications ; mais dans son court article il ne fait allusion en passant qu'à cinq observations. Le nombre des cas malheureux par retentissement direct sur la moelle est beaucoup plus grand.

L'étude impartiale que nous avons entreprise nous fait un devoir de les consigner avec quelques détails :

Le fait de Hirschfelder [2] est l'un des plus instructifs : il

---

1. Julius Althaus, *British medical Journal*, p. 11 janvier. 1882.
2. Hirschfelder, *Pacif. med. and surg. Journal*, avril, p. 510, 1881.

s'agissait d'un tabétique auquel ce chirurgien élongea les
deux sciatiques. Des attaques épileptiformes survinrent immédiatement; deux jours après, somnolence et coma; la
mort survint au quatrième jour.

Cavaly [1] a rapporté un cas semblable : chez un tabétique,
après l'élongation du sciatique gauche, les douleurs lancinantes disparurent pendant un mois ; puis elles réapparu-
rent plus légères ; deux mois après, accidents médullaires
aigus, convulsions épileptiformes et mort dans le coma.

Dans le cas de Gussenbauer [2], l'issue fut aussi désas-
treuse et plus rapide, le malade mourut au bout de six semaines de pyélonéphrite et de consomption. Mais dans ce
dernier cas il ne paraît pas avoir été fait d'examen anatomique précis.

Le fait de Westphall est plus complet :

Cet auteur rapporte que chez un homme de vingt et un ans,
à la suite d'une élongation du sciatique, se développa un
ramollissement diffus de la moelle; il existait au niveau de
la région lombaire un certain nombre de foyers distincts. — Dans un autre fait du même auteur, la terminaison fatale fut plus lente, mais résulta manifestement aussi
de l'intervention chirurgicale : il s'agissait d'une extension
du crural d'un seul côté, faite pour remédier à une paralysie spinale spasmodique portant sur les muscles de la
cuisse ; il se produisit une paralysie flasque des deux côtés,
en même temps qu'une impotence complète de la vessie
et du rectum. Tous ces accidents disparurent, et le malade
ne parut un certain temps garder de son opération qu'une
excitabilité réflexe exagérée ; mais bientôt se développèrent

---

1. Cavaly. — *Sciatic nerve stretching in locomoter ataxia.* Réf. dans le
Lancet, 1881.

2. Gussenbauer, *Prag. med. Wochenschr.*, p. 101-245, 1882. — *Revue de
médecine*, n° 11, p. 982, 1882.

les signes d'une myélite transverse, et le patient succomba avec des lésions bien marquées de la moelle.

Rumpf[1] communique au huitième congrès des psychiatres et des neuropathologues allemands l'observation d'un malade qui, soumis à la traction bilatérale des nerfs sciatiques, mourut le neuvième jour d'une hémorrhagie de la moelle. Depuis 20 ans syphilitique, ce malade souffrait depuis trois ans du tabes. A l'autopsie on constata une hémorrhagie sous la pie-mère dans toute l'étendue de la région dorsale jusqu'à la région lombaire, une dégénérescence grise des cordons postérieurs avec sclérose des parois des vaisseaux sanguins.

Weltrubsky[2] signale les conséquences fatales de la traction bilatérale du nerf sciatique chez un ataxique, souffrant en outre d'une affection vésicale. Après l'opération, les troubles de la motilité et de la sensibilité s'aggravèrent; le malade mourut le trente-huitième jour d'une inflammation purulente des reins. L'autopsie faite par le professeur Klebs montra une sclérose typique des cordons postérieurs de la moelle, une hémorrhagie sous les méninges et des traces d'un processus inflammatoire, dont la provenance dut être mise sur le compte d'un traumatisme médullaire.

Kulemkampf[3] rapporte l'histoire d'un ataxique dont le système urinaire était en très bon état et chez lequel il pratiqua l'élongation des deux sciatiques pour des douleurs intolérables du membre inférieur. La réunion des plaies se fit par première intention, mais, à partir du réveil chloroformique jusqu'à la mort, l'opéré ressentit des

1. Rumpf, *Bericht von VIII Wander-Sammluag der Sudwestderrtsch Neurologen med. Irrenärtzte.*
2. Weltrubsky, *Centralblatt f. chir... N.* 36, p. 598, 1882.
3. Kulemkampf. *Berlin. Klin. Wochen..,* 28 nov. 1881.

douleurs effroyables remontant le long du dos jusqu'à l'occiput. De plus, dès le lendemain survenait un catarrhe purulent vésical qui joua un grand rôle dans la terminaison fatale. Kulemkampf pense que les nerfs vésicaux avaient été indirectement intéressés par le retentissement de l'élongation sur le renflement lombaire.

L'observation de Moritz Rosenstein[1] est comparable à la précédente : il s'agissait d'un malade de 40 ans, ataxique, opéré par O. Berger ; les deux nerfs sciatiques furent élongés en employant une méthode antiseptique rigoureuse ; il survint sur-le-champ une incontinence d'urine ; du côté droit se développa un volumineux phlegmon ; le malade succomba. A l'autopsie on trouva un abcès très étendu le long du nerf sciatique ; mais aucune lésion récente du côté de la moelle ne permit d'expliquer l'incontinence d'urine. Cet accident est relativement fréquent, ainsi que la paralysie du sphincter anal ; le cas d'Obalinski en est un nouvel exemple : après l'élongation des nerfs cruraux pour ataxie il se développa une paralysie du rectum et de la vessie qui dura deux semaines.

Podrez[2] rapporte un fait aussi malheureux que ceux de Moritz Rosenstein et de Kulemkampf : l'opération portait sur les deux sciatiques : dix jours après survinrent des troubles trophiques d'une redoutable intensité ; un décubitus d'une heure et demie suffit pour amener une eschare, le processus gangreneux augmenta, atteignit les proportions d'un véritable décubitus acutus ; un mois et demi après l'intervention du chirurgien, le malade était mort.

Duret et Bonnaire font connaître, dans un excellent

---

1. Moritz Rosenstein, *Ein fall von Nervendehnung bei* tabes dorsalis (*Arch. für Psychiatrie*, etc. XVI, 1884).

2. Podrez, *Deux cas d'élongation du nerf sciatique dans le tabes dorsalis.* Wratch, St-Petersbourg, 1882, n⁰ˢ 38 et 39.

article du *Progrès médical*[1], une observation de Fenger qui trouve ici sa place naturelle :

Il s'agissait d'une ataxie locomotrice avec paralysie du moteur oculaire commun, diplopie, douleurs fulgurantes, etc. — Les deux sciatiques et les deux cruraux furent élongés ; les crises douloureuses disparurent, mais bientôt la mort survint avec eschare au sacrum et phénomènes pyohémiques.

Ajoutons enfin que dans un cas de sclérose en plaques, l'élongation faite par Mickulitz fut suivie d'une mort rapide.

Ce n'est pas seulement l'élongation des gros troncs nerveux qui amène de pareilles catastrophes. Obalinski a perdu un malade après l'élongation des nerfs intercostaux ; de graves accidents se produisirent dès le lendemain, et le malade succomba rapidement dans le coma.

Si la traction des nerfs médullaires peut être suivie d'un retentissement faible sur la moelle, on comprend que l'élongation pratiquée sur les nerfs crâniens présente un danger encore plus immédiat à cause de la courte distance qui sépare le point élongé de la racine nerveuse. Nicaise a insisté sur ce point à la Société de chirurgie. Il y aurait danger évident à élonger le spinal en le saisissant au moment où il sort du trou déchiré postérieur ; la traction retentirait immédiatement sur les racines de ce nerf ; on sait en effet que Claude Bernard s'est servi de ce moyen pour arracher le spinal chez les animaux, dans les expériences si remarquables qu'il a faites sur ce point de la physiologie.

L'élongation des nerfs maxillaires supérieur ou inférieur présenterait certainement des dangers semblables : à la

____

1. Duret et Bonnaire, *Progrès médical*, nᵒˢ 9, 10, 12, 15, 1882.

suite d'une élongation du nerf sous-orbitaire on a vu survenir une kératite ulcéreuse, accident inconnu à la suite des résections de ce nerf.

Les autres branches du trijumeau ne paraissent pas présenter le même danger. M. Badal a fait souvent l'arrachement du nasal, sans retentissement fâcheux sur l'encéphale. Dans les cinq observations qui nous sont personnelles nous n'avons pas eu non plus de fâcheux résultats, ce qui s'explique à la fois par la ténuité du nerf et par le long trajet qu'il a déjà parcouru lorsqu'il arrive à la base de l'orbite.

Après ces graves accidents dus à des lésions des centres nerveux, il convient de placer, parmi les méfaits de l'élongation, des désordres d'une gravité moindre, mais compliquant cependant d'une façon très fâcheuse l'état du patient.

Bien des fois, pour remédier à des phénomènes douloureux, à des trépidations épileptoïdes, à des tics convulsifs, on a obtenu des paralysies complètes et continues : Elias pratique l'élongation des deux sciatiques dans un cas d'ataxie ancienne, en raison de secousses convulsives douloureuses de la jambe et d'une anesthésie très pénible des deux membres inférieurs ; il se produit à la suite de l'opération un état de flaccidité avec atrophie musculaire des membres.

Le même accident se produisit entre les mains d'Hiller[1] : ce chirurgien pratiqua l'élongation du sciatique sur deux tabétiques ; les douleurs diminuèrent ; mais les patients remarquèrent eux-mêmes que leurs jambes étaient projetées avec plus de violence et fléchissaient beaucoup plus facilement qu'avant l'opération.

----

1. Hiller, *Charité Annalen*, VII. 1882.

Un malade auquel Wesphal[1] élongea le radial eut une paralysie radiale consécutive et définitive.

Langenbuk signale le même accident que Hiller, et Neuber[2], comme Wesphal, une paralysie complète du membre. Il s'agissait, dans le cas de Neuber, d'une névralgie sciatique traitée par l'élongation.

Quelquefois le but cherché, la diminution ou la suppression des douleurs, est si loin d'être atteint, que les phénomènes douloureux sont exaspérés et que longtemps après l'élongation, la souffrance est plus vive qu'avant.

Un malade de Blum[3], un autre de Czerny[4], durent subir cette mésaventure.

Gillette[5], ayant fait l'élongation pour une névralgie sciatique, vit disparaître les douleurs dépendant de ce nerf pendant que s'accentuaient d'autres névralgies restées jusque-là presque latentes.

De même chez une femme ataxique depuis cinq ans, qui souffrait beaucoup dans le membre supérieur droit, le même chirurgien vit disparaître les douleurs du membre supérieur tandis que les douleurs des membres inférieurs s'exagéraient notablement.

A côté de ces phénomènes qui dépendent de la sensibilité, il convient de placer les troubles trophiques qui surviennent après l'élongation des nerfs.

Comme les expériences sur les animaux le faisaient prévoir, ces troubles trophiques sont assez communs; et la chose s'explique d'elle-même, si l'on songe qu'après l'élongation se développe toujours une dégénérescence irri-

1. Westphal, *Berliner klinick Wochensch*, 1882.

2. Neuber, *Berliner klinick Woch*, 1881.

3. Blum, *Archives génér. de med.*, p. 22 et 196, 1878. — *France médicale*, 26 janvier 1882.

4. Czerny, *Archiv für Psychiatrie*, tome X, p. 284, 1879. — *Bull. et mém. de la Soc. de chir. de Paris*, p. 799, 914, 922, 1881.

5. Thèse Nicolas, Paris, 1881.

tative des filets nerveux ; cette névrite est la cause la plus fréquente de ces troubles de nutrition qu'occasionne plus rarement la simple section du nerf.

C'est sur un malade de Czerny que se produisit une kératite ulcéreuse après l'élongation du sous-orbitaire. Le malade cité plus haut d'Elias[1] eut une atrophie musculaire rapide après l'élongation du sciatique.

Citons enfin parmi les accidents possibles de l'élongation la rupture involontaire du nerf, son arrachement non prémédité. Pour les nerfs purement sensitifs cet accident n'a pas de conséquences ; souvent même, comme nous chercherons à l'établir dans le cours de ce travail, l'arrachement constitue un complément désirable et utile ; mais pour les nerfs mixtes, il est tout à fait fâcheux. Sans doute il est dû le plus souvent à un déploiement trop considérable de force, mais il tient souvent aussi à un état préalable du nerf dégénéré et devenu très friable. Obalinski[2] a vu se rompre le nerf médian pendant une traction douce et régulière.

Un autre accident souvent très grave et même mortel vient fréquemment compliquer l'élongation des nerfs ; je veux parler de la suppuration de la plaie. Malgré les précautions listériennes les plus soignées, et bien que l'opération soit en réalité très simple et n'exige la plupart du temps que des délabrements modérés, on voit survenir des suppurations abondantes, des phlegmons diffus remontant au loin le long du sciatique et dans les intervalles des muscles, enfin parfois de véritables phelgmons gangréneux rapidement mortels.

---

1. Elias, *Breslauer Zeitschrift*, p. 254, 1881. — *Revue de méd.*, n° 11, p. 984, 1882.

2. Obalinski, *Przeglad Lekanki*, 1881 et *Centralblatt für Chirurgie*, p. 15, 1882.

La malade de Gartner[1], qui succomba à l'entrée de l'air dans les veines, dut cette complication fatale aux accidents inflammatoires qui se développèrent dans la plaie dans les douze premiers jours qui suivirent l'opération ; le douzième jour, il se produisit subitement une hémorrhagie de la veine jugulaire qui fut arrêtée par un tamponnement ; mais le soir un frisson se produisit, qui se renouvela le lendemain avec l'hémorrhagie elle-même ; le quinzième jour enfin une autre hémorrhagie survint ; l'air s'introduisit par l'ouverture béante de la veine ; la malade succomba aussitôt. Il convient de remarquer que la suppuratiou fut la cause première de l'accident.

Tout à fait analogue est l'accident auquel succomba le malade de Socin[2] ; il mourut subitement 15 jours après l'extension du nerf, pendant que la plaie était en pleine suppuration. A l'autopsie on trouva une embolie pulmonaire multiple provenant d'une thrombose de la veine fémorale droite, continuant une thrombose de la poplitée ; il y avait des infarctus hémorrhagiques dans les deux poumons.

Le professeur Verneuil[3], après une distension suivie d'écrasement (neurothrypsie) du musculo-cutané, vit sa malade mourir d'un érysipèle phlegmoneux dont la marche fut particulièrement rapide.

L'opéré de O. Berger, dont nous avons déjà parlé et dont l'observation a été publiée par Moritz Rosentein, mourut un mois après l'opération des suites d'un volumineux phlegmon développé dans l'atmosphère celluleuse du sciatique.

<hr>

1. Gartner, *Deutsche Zeitschrif für Chirurgie*, tome I, p. 450 et 462, 1872.
2. Socin et Sury Bienz, *Corresp. B. f. schweizer Arzte,* 15 décembre 1880 ; *Deutsche. med. Zeitung*, n° 1, 1881. — *Prog. med.* n° 9, 1881.
3. Verneuil, *in* Thèse Duvault, Paris, 1876.

Le même accident s'est produit chez un vieil hémiplégique opéré par Paul Berger[1] à l'hôpital de Bicêtre; la traction faite avec les doigts fut de 8 ou 9 kilogrammes; l'opération fut pratiquée avec toute la rigueur de la méthode antiseptique; le lendemain, le malade avait un phlegmon gangréneux au niveau de la région opératoire, et quelques jours après il mourait dans le coma. « A l'autopsie, Berger constata une méningo-myélite suppurée, avec petits foyers de pus concret remontant le long du sciatique. Il paraît certain que ces lésions existaient tout au moins partiellement avant l'opération. »

Les accidents mortels sont heureusement assez rares. Mais la guérison est souvent retardée par des suppurations plus ou moins longues, qui constituent un véritable accident devant être porté au passif de l'élongation. Il n'est pas indifférent en effet qu'une plaie suppure pendant plusieurs mois, comme cela eut lieu dans le fait de Buchanam[2]; dans celui de Blum publié par Carafi[3], dans les deux opérations de Doukin[4]; dans ces deux derniers cas, la suppuration fut très abondante et mit en danger les jours du malade. C'est encore une suppuration abondante qui retarda la guérison du malade de Seeparowicz[5] et de celui de Marc Sée[6].

Après l'élongation du nasal, cet accident est commun; le professeur Badal l'a constaté nombre de fois. Au mois d'août dernier nous avons pratiqué deux opérations de ce genre, et dans un cas, malgré les précautions antiseptiques les plus minutieuses, bien que personne n'ait

1. Paul Berger, *Société de chirurgie*, décembre 1884.
2. Buchanam, *The Glasgow. med. Journ.*, tome XXVII, n° 4, 1882.
3. Carafi, *France médicale*, 26 janvier 1882.
4. Donkin, *Medical Times*, 1883, tome II, p. 707.
5. Seeparowicz, *Gazette des hôpitaux*, p. 357, 1875.
6. Marc Sée, *Soc. de chir. de Paris*, 1882, p. 149.

touché la plaie et que les instruments eussent été nettoyés au préalable dans la solution au sublimé, alors qu'il n'y avait dans les salles d'ophtalmologie aucune suppuration, il se produisit un érysipèle phlegmoneux qui d'ailleurs disparut assez rapidement sous l'influence d'un traitement approprié.

Il serait assurément injuste de regarder l'élongation des nerfs comme la cause unique de la suppuration et de l'érysipèle ; ce sont évidemment les fautes contre l'antisepsie, le milieu nosocomial, etc., qu'on doit surtout accuser; mais l'opération paraît créer une prédisposition véritable, et son retentissement sur la sensibilité et sur la nutrition des tissus l'explique peut-être suffisamment.

On nous pardonnera la complaisance avec laquelle nous nous sommes étendu sur les accidents qui peuvent suivre l'élongation. On ne saurait trop y insister. Beaucoup d'insuccès ne sont pas publiés ; les cas désastreux le sont encore moins, aussi bien pour l'élongation que pour toutes les autres opérations chirurgicales. C'est pourquoi il importe de détailler par le menu tout ce que nous révèlent sur ce point les recueils périodiques. C'est pour avoir négligé ce travail que Cecherelli [1], entre autres optimistes, a écrit que la plaie opératoire se réunissait presque toujours sans suppurer.

Peut-être se récriera-t-on sur le nombre des accidents imputés à l'élongation ; beaucoup seront tentés d'objecter que Chandler, Omboni, qui ont consulté tous les faits connus, signalent à peine quelques cas malheureux ; mais l'objection ne nous embarrasse pas, car, nous aimons à le répéter, malgré tout le respect que nous inspirent les travaux et le caractère de ces chirurgiens distingués, leur

1. Cecherelli, *Lo sperimentale*, 1882, p. 276.

plaidoyer en faveur de l'élongation des nerfs ne paraît pas impartial. Leur bonne foi incontestable ne peut suffire. Leurs observations manquent presque toujours des détails les plus élémentaires. Omboni, notamment, ayant le tort caractérisé de ne pas donner d'indication bibliographique, rend impossible toute vérification ; un grand nombre d'accidents ont dû lui échapper ; dès lors son travail est incomplet et le tableau qu'il trace de l'élongation devient infidèle.

Les accidents et les dangers de l'élongation des nerfs sont donc nombreux et de nature à faire réfléchir le chirurgien devant lequel se pose l'indication d'intervenir.

A coup sûr ces dangers ne suffisent pas pour qu'on doive rejeter cette opération *à priori*, mais ils font au chirurgien un devoir de n'y avoir recours que lorsque l'indication en est très nette, lorsqu'elle s'impose comme une nécessité.

Ces cas sont-ils fréquents, les succès sont-ils décisifs, durables, éclatants ; a-t-on des résultats meilleurs ou moins bons avec les autres procédés thérapeutiques ?

Nous rentrons maintenant dans le cœur même du sujet. Laissons la parole aux faits, à la clinique.

CHAPITRE IV

VALEUR THÉRAPEUTIQUE DE L'ÉLONGATION DES NERFS DANS LES NÉVRALGIES

C'est surtout pour la cure des névralgies que les nerfs ont été élongés ; le nombre des opérations est aujourd'hui très considérable et permet de porter sur la valeur de ce procédé une appréciation définitive. — Chauvel signale 53 élongations pour névralgie. Arthaud et Gilson en ont réuni 70 cas, Chandler 152, Omboni 222 ; nous en avons trouvé près de 300 ; mais après avoir défalqué les faits dont nous n'avions pu nous procurer le texte ou ceux qui ont été incomplètement mentionnés, il en reste 149 qui doivent être pris en considération, chiffre auquel nous ajoutons de nombreux faits inédits. — Les auteurs précédents ont très favorablement apprécié l'élongation dans le traitement des névralgies : le Pr Chauvel (du Val-de-Grâce) constate notamment qu'elle a donné de brillants résultats, et pense que ces résultats seront encore meilleurs « lorsque les indications et les contre-indications seront bien réglées ».

Arthaud et Gilson constatent de même que les résultats sont très encourageants et que l'opération est souvent victorieuse dans des cas rebelles ayant résisté à toute autre médication.

Omboni insiste particulièrement sur sa valeur et se plaît à citer des faits surprenants : « tocca et sana », touché et guéri, dit-il, avec le Pr Loreta. Il faudrait pour les deux chirurgiens italiens recourir à l'élongation avant d'avoir épuisé les remèdes *fantaisistes* (sic) employés d'habitude contre les névralgies. Omboni n'hésite pas à accorder la préférence à l'élongation sur la résection, la première intéressant moins profondément le nerf que la seconde.

Pour Loreta, l'élongation aurait sur la résection, entre autres avantages, celui d'entraîner un résultat immédiat plus satisfaisant ; après l'excision du nerf, la névralgie peut apparaître dans la zone malade à cause des anastomoses et de la sensibilité récurrente : l'élongation, par son action médullaire, supprimerait le rôle des anastomoses.

Par un raisonnement analogue, Vogt a été amené à conseiller, après l'élongation, la résection du nerf. Par la section, il supprime l'irritation périphérique ; par l'élongation, il diminue l'excitabilité. Néanmoins Omboni, Trombetta, se contentent de l'élongation, qui doit suffire seule. Il leur paraît inutile de compliquer à plaisir l'opération et d'exposer le malade à une lésion cicatricielle du nerf.

Roderich Stintzing [1] porte un jugement très favorable sur l'élongation des nerfs, qu'il considère dans tous les cas comme un palliatif puissant.

Analysant le travail de Stintzing dans le *Centralblatt* [2], Konig remarque que si l'élongation n'est pas toujours utile pour les affections convulsives, elle est toujours bonne pour les névralgies.

Tous les auteurs que je viens de citer ont à notre avis eu le tort d'apprécier la valeur de l'élongation dans les névralgies à la fois pour les nerfs mixtes et les nerfs sensitifs. Il convient d'établir entre ces deux groupes de nerfs une

---

1. *Ueber Nerwendehnung*, Leipzig, 1883.
2. *Centralblatt für Chirurgie*, 1883, p. 351.

distinction marquée, d'ailleurs heureusement faite par Chandler.

Ce dernier auteur, comme Omboni, Stintzing, König, est optimiste : pour la névralgie des nerfs mixtes, même quand le résultat n'est que temporaire, il lui paraît excellent. Si la première élongation donne un succès transitoire, la deuxième peut amener des résultats meilleurs ; sans doute, dans les cas de sciatiques symptomatiques on ne peut compter, dit-il, que sur une amélioration plus ou moins marquée ; mais dans les sciatiques idiopathiques on peut, très souvent, compter sur la guérison complète et rapide.

En ce qui concerne la névralgie du nerf trijumeau, les résultats sont moins bons ; on ne peut, dit Chandler, s'attendre à la guérison que dans la moitié des cas.

Nous ne pouvons suivre cet auteur dans son appréciation infiniment trop favorable ; il confond les guérisons passagères avec les guérisons véritables, et mélange dans ses tableaux les observations pourvues d'une véritable valeur avec celles qui, trop brièvement indiquées, n'en ont aucune.

Comme le chirurgien américain, divisons ce long chapitre des névralgies en plusieurs paragraphes bien distincts, et occupons-nous tout d'abord de la névralgie faciale.

A. — *Névralgie du trijumeau.*

Dans la thérapeutique de cette affection, les chirurgiens français ne paraissent pas obéir à un courant bien défini du côté de telle ou telle opération : les uns font l'élongation, les autres l'excision. Je dois dire cependant que, d'une façon générale, on préfère la névrectomie.

A ce sujet, le rapport si lucide de Pozzi [1] à la Société

de chirurgie paraît bien résumer l'opinion générale des
membres de cette société, où la question a été discutée à
plusieurs reprises en 1883 et 1884, à propos d'observations
communiquées par Longet, Mouchet, Polaillon, Ledentu,
Terrier, Marchand, etc... Pozzi, avec Tillaux, est surtout
partisan de la résection faite aussi profondément que possible. Il la regarde comme la seule opération qui, sans
danger, puisse assurer une guérison de quelque durée.

Cette opinion tend à prévaloir; mais en ce qui concerne
la névralgie de la face en général elle ne repose encore sur
aucune démonstration parfaite, et, dans l'état actuel de la
science, il est impossible de dire s'il vaut mieux pratiquer
l'élongation que mettre en œuvre tout autre procédé thérapeutique, et réciproquement.

Déjà cependant la question paraît à peu près fixée pour
certaines branches faciales. D'excellentes études critiques
partielles ont été faites. Pozzi et Monod ont fait, l'un pour
la branche sous-orbitaire, l'autre pour le dentaire inférieur, des études comparées parfaitement démonstratives,
qu'on peut louer sans réserves.

Le travail de Pozzi établit péremptoirement, pour le
sous-orbitaire, la supériorité de la résection sur l'élongation ou l'arrachement qui n'est en somme qu'une élongation portée à son degré extrême, et dont il ne faut en
aucune façon faire une opération distincte.

En suivant le plan même de Pozzi, nous arriverons aux
mêmes conclusions, et celles-ci seront assises sur des cas
très nombreux. Mais, avant d'arriver à la névralgie de la
deuxième branche du trijumeau, il est indispensable que
nous portions d'abord notre attention sur la première branche, l'ophtalmique de Willis.

1. *Société de chirurgie* et *Gazette médicale* de Paris, p. 83, 100, 112, 1883.

a. — *Branche ophtalmique de Willis.*

Nous nous arrêtons d'autant plus volontiers sur ce paragraphe de notre sujet, que nous avons sur ce point quelques remarques neuves à fournir et des matériaux originaux à mettre en lumière.

Tout d'abord, qu'il soit bien entendu que l'élongation et l'arrachement doivent être considérés comme une opération unique, l'arrachement étant le degré extrême de l'élongation et en possédant par conséquent au maximum la puissance thérapeutique.

Ce qui rend particulièrement intéressante l'étude de la névralgie de la branche ophtalmique de Willis, c'est la fréquence des douleurs ciliaires, des névralgies dont l'origine est dans l'une des parties quelconques du globe oculaire. Les irido-cyclites chroniques, les douleurs occasionnées par la présence d'un corps étranger sont évidemment analogues aux névralgies proprement dites du trijumeau ; de là à faire entrer dans ce groupe les accidents glaucomateux purs, il n'y a qu'un pas, qu'il ne faut pas hésiter à franchir. Sans faire ici sur la pathogénie du glaucome une profession de foi à laquelle rien ne nous oblige, il sera permis de considérer que, dans les accidents chroniques comme dans les accidents aigus, les filets nerveux de la branche ophtalmique doivent être mis en ligne de compte. Dès lors il est naturel de rechercher si, par l'élongation de l'une des branches du trijumeau, il n'est pas possible de porter remède à ces graves désordres.

De là résulte la nécessité de faire dans l'étude de la névralgie du trijumeau une place à part aux affections aiguës ou chroniques du globe oculaire.

Voyons tout d'abord ce que vaut cette opération dans les cas de névralgie simple de la branche ophthalmique en dehors de toute affection de l'œil.

NERF FRONTAL.

En ce qui concerne le nerf frontal, les tableaux donnent les résultats suivants :

1 obs. de guérison constatée après 3 ans.
8 obs. de guérison à durée non déterminée.
1 obs. avec amélioration passagère.
5 obs. avec insuccès.

A côté de ces résultats, voyons ce qu'a donné la section ou la résection :

OBSERVATION 1. — (Dupuytren). *Section du nerf frontal* (cité par Letiévant, page 268). —Lésions du nerf frontal par un instrument piquant. Douleurs excessives et perte de la vue du côté de la blessure. Section complète du nerf. Cessation des douleurs et retour de la sensibilité.

OBS. 2. — Lande (de Bordeaux); inédite. — Marie M..., âgée d'une cinquantaine d'années, blanchisseuse, était atteinte, quand elle vint me consulter, d'une névralgie épileptiforme du côté gauche de la face. Toutes les médications avaient déjà échoué, les douleurs étaient telles que l'on arrivait à l'intoxication par les divers agents thérapeutiques employés avant de calmer complètement les douleurs. Celles-ci se présentaient sous forme d'accès d'abord courts et éloignés, puis de plus en plus longs et rapprochés. Pendant les accès la malade éprouvait des élancements horriblement douloureux dans la moitié gauche de la face, accompagnés de mouvements désordonnés de tous les muscles de la région. A diverses époques la malade a pu arrêter ces élancements par une friction violente de la joue, une succion énergique de la gencive, une contraction exagérée des mâchoires.

Les accès étaient revenus si fréquents et les douleurs si

rapprochées et si épouvantables, que la malade réclamait une intervention chirurgicale et qu'elle se soumit avec empressement, et plus tard on pourrait presque dire avec joie, aux opérations suivantes; il faut bien dire aussi que la malheureuse attendait d'une complication opératoire la fin de ses maux, qu'elle n'osait hâter elle-même à cause de sa famille.

Avulsion de toutes les dents du côté atteint.

Évidement du rebord alvéolaire avec destruction des filets terminaux des nerfs dentaires.

Résection du sus-orbitaire en dehors de l'orbite.

Résection du sous-orbitaire en dehors de l'orbite.

Résection du sous-orbitaire dans la cavité orbitaire.

Seconde résection dans les mêmes conditions, le nerf s'étant régénéré bien qu'il eût été réséqué sur une étendue de 2 centimètres. Résection du nasal dans la cavité orbitaire.

Résection du sus-orbitaire jusqu'au fond de la cavité orbitaire avec résection de la paroi externe de l'orbite.

Enfin évidement complet de la cavité orbitaire, celle-ci demeurant absolument vide de tout son contenu.

Chacune de ces opérations a été suivie d'une longue période de calme, allant de 3 à 10 mois, puis ce temps écoulé, les douleurs revenaient et se montraient bientôt aussi pénibles et aussi tenaces qu'auparavant. Seule la dernière n'a pas été suivie de récidive jusqu'à la mort de la malade survenue 5 ans après. Marie M.... était tombée dans un état d'imbécillité à peu près complet; elle mourut sans que j'aie été prévenu, ce qui m'a empêché de faire les recherches si intéressantes que comportait ce cas curieux.

Je dois ajouter que l'œil examiné dès le début par mon confrère et ami le Dr Kloz présentait une atrophie de la papille. Quand je me décidai à enlever cet œil, la vision avait à peu près complètement disparu. L'œil du côté opposé demeurait sain.

Obs. 3. — Lawson (*Revue Hayem*, p. 288, t. XII, 1878). — Femme de cinquante-cinq ans. Après un zona du front, névralgie rebelle du sus-orbitaire et du sous-orbitaire. Ce dernier nerf a été réséqué; l'autre a été incisé. Le résultat a été excellent; la sensibilité est revenue intacte; la malade a été suivie pendant trois ans.

Obs. 4. — Carl. Fieber (*Revue Hayem*, t. XIII, 1879, p. 125).

— Femme de vingt et un ans ; névralgie du sus-orbitaire gauche après lésion grave et perte de l'œil, datant de deux années. Résection de sept lignes du nerf frontal. Guérison complète constatée et maintenue après six mois.

Obs. 5. — Fowler (*The med Record*. 4 oct. 1884). — Violente névralgie de la branche ophthalmique du trijumeau. Résection. Six mois après guérison complète ; pas de renseignements sur la longueur du nerf excisée ni sur le nerf lui-même.

Obs. 6. — Zeissl, *Wienn. méd. Press.* n° 35, 1881. (Observation appartient à Nicoladini). — Sujet de cinquante-trois ans, souffre depuis seize ans de névralgie violente étendue à la partie droite du front, du nez et du vertex ; d'abord résection du nerf sous-orbitaire sur une longueur de 2 centimètres et demi, ce qui détermine non pas une cessation rapide, mais une diminution progressive des douleurs.

Plus tard et rapidement, récidive et résection suivie d'insuccès du nerf nasal externe. Le nerf avait été réséqué jusqu'au trou ethmoïdal antérieur.

La section et la résection du sus-orbitaire donnent donc d'assez bons résultats : 4 succès sur 6 opérations.

L'élongation de ce nerf donne des résultats analogues, si bien qu'il est permis d'hésiter sur le choix de l'opération.

Le mieux, et c'est là notre conclusion sur ce point, consiste à suivre le conseil donné par Tillaux au sujet du sous-orbitaire, c'est-à-dire d'arracher et d'exciser le plus profondément possible.

NERF NASAL.

Jusqu'ici les opérations chirurgicales (section ou élongation) dans les névralgies de la branche ophtalmique ont été faites exclusivement sur le sous-orbitaire. Le professeur Badal estime qu'on a grand tort de négliger le nasal,

1. Communication orale.

dont l'élongation lui a donné quelques bons résultats. Nous pensons avec lui que pour plusieurs bonnes raisons il faut pratiquer l'arrachement du nasal, de préférence à celui des autres branches de l'ophtalmique.

La première raison, c'est que le nasal est très facile à trouver à l'aide des points de repère indiqués plus loin, que l'opération est absolument simple, presque pas douloureuse, que la guérison de la petite plaie se fait régulièrement en trois jours. La seconde raison, c'est que les troubles de sensibilité ou de nutrition, consécutifs à l'arrachement du nasal, sont très peu marqués, avantage considérable si l'on songe à la large plaque d'anesthésie que laisse souvent après elle l'arrachement du frontal et à l'insensibilité complète de la lèvre supérieure consécutive à la rupture du nerf sous-orbitaire.

L'un des avantages de l'opération imaginée par le professeur de Bordeaux consiste précisément dans sa facilité et dans sa bénignité. Mais pour que cette opération soit faite facilement et avec certitude, il importe que son manuel opératoire soit explicitement décrit. Cette étude du manuel opératoire est d'autant plus nécessaire qu'un certain nombre d'auteurs nous paraissent avoir obtenu des résultats insuffisants, précisément parce qu'ils ont fait une opération insuffisante.

MANUEL OPÉRATOIRE DE L'ARRACHEMENT DU NASAL.

Afin d'apporter dans cet exposé la plus grande précision, nous avons disséqué le nerf nasal externe sur plusieurs sujets et nous avons fait dessiner, ci-joint, la disposition normale la plus habituelle (voir figure n° 1).

Cette figure ressemble peu à celle qu'on trouve dans nos meilleurs auteurs (Sappey, Cruveillier, Baunis et

Bouchard, atlas d'Hirschfeld). Sappey, pour prendre un exemple, décrit ainsi le nerf nasal externe :

« Ce nerf sort de l'orbite en passant au-dessous de la poulie du grand oblique et se partage en filets descendants qui s'épuisent dans la paupière inférieure, où ils s'anastomosent avec les filets ascendants des rameaux sous-orbitaires du maxillaire supérieur;

« En filets internes qui se distribuent au sac lacrymal et au canal nasal, à la caroncule lacrymale et aux conduits lacrymaux.

« En filets externes ou cutanés qui se portent vers la racine du nez ;

« En filets ascendants destinés à la peau de la région sourcillière. »

Les chirurgiens qui ont répété l'opération de Badal, confiants dans cette description, se sont contentés de rechercher et d'arracher ce tronc nerveux unique. Ce faisant, ils n'ont agi que sur une partie du nasal externe, sur l'un de ses rameaux d'émergence. Cette erreur vient encore d'être commise par Brailey qui, dans un article récent du *British medical*, rapporte quelques faits nouveaux et donne un point de repère particulier pour la recherche du tronc unique qu'il arrache.

Il suffira de jeter un coup d'œil sur la figure ci-contre (fig. 1) pour se convaincre que la terminaison du nasal externe est plus complexe qu'on ne l'a dit jusqu'ici.

Après avoir fourni la branche interne (rameau ethmoïdal de Chaussier), le nerf nasal, devenu nasal externe, se bifurque dans l'intérieur de l'orbite : chacune de ces branches sort de l'orbite par deux endroits différents. Quelquefois ces deux rameaux cheminent sous la peau de la racine du nez sans se bifurquer ; mais le plus souvent l'un d'entre eux se divise de bonne heure, si bien qu'en réalité on peut charger sur la sonde cannelée trois filets nerveux bien distincts qu'il importe d'arracher séparément.

En pénétrant profondément, en mettant à nu l'extrémité antérieure du tendon du grand oblique, on ne trouve que deux filets, mais on en trouve toujours deux plus ou moins éloignés l'un de l'autre. Nous avons examiné cinq préparations de ce nerf et nous avons toutes les fois

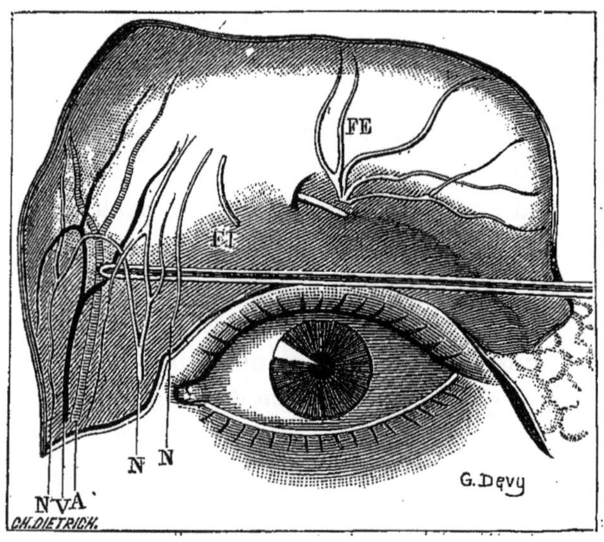

Fig. 1.

constaté que la bifurcation du nasal externe a lieu dans l'intérieur même de l'orbite avant la poulie du grand oblique, c'est-à-dire avant d'atteindre le rebord orbitaire sur lequel le chirurgien le recherche pour l'arracher. L'opération est donc incomplète et insuffisante lorsqu'on se contente d'arracher un filet nerveux, et si l'on songe que cette pratique est celle de la grande majorité de ceux qui ont mis en œuvre cette opération, on comprendra toute l'importance qu'il y avait à montrer les détails anatomiques

sous leur vrai jour et à insister sur ces notions fondamentales.

Signalons encore ici une particularité à retenir ; c'est
la présence d'une artériole et d'une veinule, d'un volume
variable, mais toujours faciles à trouver. Ces vaisseaux
viennent tantôt des artères et veines nasales, tantôt des
frontales ; mais quelle que soit leur origine, ils sont précieux en ce qu'ils indiquent la présence constante des filets
nerveux cherchés.

Ceci bien établi, comment opérera-t-on?

L'opération étant d'une exécution rapide, la plupart du
temps on se dispensera d'anesthésier les malades. La
pression sur la région du nasal pourra, par conséquent,
en réveillant la douleur, faire connaître son siège précis.
Mais cette indication est souvent obscure ou insuffisante;
c'est pourquoi le professeur Badal conseille le point de
repère suivant pour l'incision de la peau.

« Appliquez le doigt indicateur sur le globe, immédiatement au-dessous du rebord orbitaire supérieur, la face
palmaire en avant et l'extrémité du doigt reposant sur le
côté du nez. Le point d'émergence du nerf se trouve assez
exactement sur le milieu de l'ongle. »

C'est là le premier temps de l'opération.

Premier temps. — On fait, guidé par l'extrémité du doigt,
l'incision figurée sur la figure 2. On a ainsi une incision
courbe correspondant à la partie interne et supérieure
du rebord orbitraire, allant de l'angle interne de l'œil
à la poulie du grand oblique. La longueur de la section
cutanée présente à peu près 2 centimètres.

Tous les auteurs ne se servent pas de l'artifice conseillé
par Badal. Brailey croit avoir trouvé un moyen plus commode et plus sûr. Il faut, dit-il, simplement tracer une
ligne imaginaire depuis l'angle extérieur de la bouche

jusqu'au canthus intérieur de l'œil du même côté ; la continuation de cette ligne sera la ligne du nerf quand il sort de la marge de l'orbite.

L'incision courbe sera placée à cheval sur cette ligne, et le nerf se trouvera en face même du milieu de l'incision, dans le tissu cellulaire profond de la région. L'auteur anglais, à l'aide de ce procédé, a toujours trouvé le nerf sans inci-

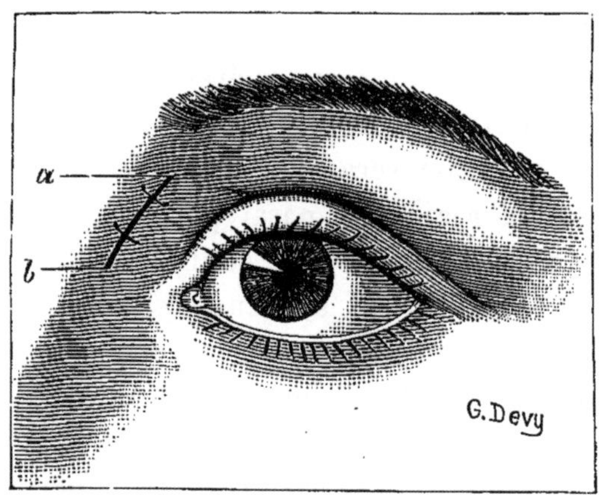

Fig. 2.

dent. Mais dans sa description, il ne parle que d'un rameau très grêle, et il est au moins vraisemblable qu'il limite son opération, dès lors incomplète, à cet arrachement unique.

Quel que soit le point de repère dont s'est servi le chirurgien, après l'incision de la peau arrive le deuxième temps de l'opération.

Deuxième temps. — Il consiste à diviser les fibres musculaires, qu'on trouve immédiatement sous la peau. L'incision de ces fibres musculaires laisse écouler une certaine quantité de sang ; cette petite hémorrhagie cède vite à la compression.

Troisième temps. — Le muscle sectionné, les fibres musculaires s'écartent et l'on se trouve dans le plan même des filets nerveux, c'est-à-dire dans le tissu cellulaire qui recouvre immédiatement le périoste de la région. A ce moment apparaissent les vaisseaux, veine et artère, faciles à reconnaître à leur volume et à leur couleur. Il ne reste plus qu'à isoler les filets nerveux.

Quatrième temps. — A l'aide d'un crochet à strabisme, on charge tout ce qu'on trouve sur le périoste : vaisseaux et nerfs, puis sur le crochet lui-même on isole les filets nerveux tendus et saillants. Souvent on ne charge qu'un rameau du nasal ; dans ce cas, après l'avoir arraché, il faut charger de nouveau sur le crochet à strabisme ce qui reste dans le tissu cellulaire qui correspond au champ de l'opération ; on doit trouver deux filets nerveux au moins, d'habitude trois, rarement davantage.

Cinquième temps. — Il ne reste plus qu'à fermer la plaie ; après les précautions listériennes d'usage, on la réunit par deux points de suture.

Pendant cette opération il ne survient aucun accident digne d'être signalé. On ne peut en effet considérer comme présentant quelque gravité l'hémorrhagie fournie par la section des vaisseaux qui accompagnent les filets du nasal ; la torsion ou la compression faite pendant quelques instants suffit dans tous les cas à l'arrêter.

Il faut avoir soin de ne pas trop se servir du bistouri, afin de ne pas sectionner les nerfs qu'on veut arracher ; ce dernier acte opératoire, l'arrachement, qui nous paraît essentiel, serait, après la section, impossible ou très difficile ; après l'incision de la peau et des fibres musculaires sous-cutanées, on achèvera l'opération à l'aide de la sonde cannelée et du crochet mousse à strabisme. On aura ainsi le double avantage d'avoir une moins grande quantité de sang et de trouver les nerfs avec plus de facilité.

On voit combien est bénin ce traumatisme chirurgical ; les accidents opératoires sont à peu près nuls, et la durée de l'opération tout entière ne dépasse pas quelques minutes.

Valeur thérapeutique de cette opération.

Nous ne prétendons point que dans la névralgie du trijumeau l'arrachement du nasal ait une valeur spéciale, relativement à l'arrachement des autres branches appartenant à la cinquième paire ; nous pensons seulement que de toutes les opérations qui portent sur les nerfs de la face, celle-ci est la plus simple dans son manuel opératoire, la plus exempte de complications, et nous ajouterons celle que les malades pusillanimes acceptent le plus volontiers.

Cette opération peut servir dans un grand nombre de cas qu'on peut diviser en trois groupes distincts.

α. — Névralgie de la région orbitaire.

β. — Glaucome aigu ou chronique.

γ. — Douleurs ciliaires sans glaucome.

α. — NÉVRALGIE DE LA RÉGION ORBITAIRE.

L'arrachement du nasal donne des résultats souvent médiocres, quelquefois nuls, mais ils valent ceux que fournit l'arrachement des nerfs sus et sous-orbitaires, et ceci joint à sa plus grande bénignité doit suffire à légitimer la préférence que nous lui accordons.

Les quatre observations qui suivent justifient cette appréciation.

OBS. 7 (1). — Marie C... âgée de trente-trois ans, domestique

____

1. Nous croyons devoir reproduire ici, à cause de son grand intérêt, cette

à Bordeaux, bien constituée, d'une bonne santé générale. En avril 1882, douleurs névralgiques d'abord sur le trajet du nerf maxillaire inférieur gauche; plus tard, le long des branches supérieure et moyenne du trijumeau.

Points d'émergence des nerfs de l'orbite, tous douloureux; globe oculaire extrêmement douloureux et sensible, œil larmoyant.

Cette névralgie trifaciale prend la forme intermittente et se localise en dernier lieu dans les branches moyenne et supérieure du trijumeau. Rhinite ulcéreuse consécutive, flux nasal abondant.

Le 5 juin 1882, élongation sans arrachement du nerf orbitaire; légère amélioration. Le 23 juin, arrachement du nasal externe, les douleurs névralgiques disparaissent aussitôt; le flux nasal diminue rapidement, l'ozène disparaît. Guérison complète et définitive.

Oⱨs. 8. — Marie B..., vingt-trois ans, est devenue myope à l'âge de douze ans et, depuis lors, de plus en plus. Pas d'hérédité. Elle a commencé à souffrir vers l'âge de quinze ans, époque où elle a été réglée.

Les douleurs viennent par crises, tous les huit ou quinze jours; elles sont caractérisées par des élancements dans le globe oculaire et la région péri-orbitaire. Pas de larmoiement ni de sécrétion nasale.

A ces douleurs viennent s'ajouter parfois des douleurs épigastriques et des vomissements.

Les crises sont devenues très intenses. Myopie de 15 dioptries; choroïdite superficielle généralisée; taches sur la macula à gauche.

Pendant plusieurs mois, iodure et bromure de potassium; hydrothérapie, pointes de feu. Aucun résultat.

Le 4 décembre, élongation du nasal externe et du frontal interne par la même plaie. Les douleurs disparaissent pour reparaître le lendemain.

Traitement médical, aconitine, quinine, etc. Insuccès complet.

observation, déjà publiée par M. Badal, dans son premier travail (*loco citat·*) et par M. Amanieu dans sa thèse (Th. Bordeaux, 1883).

Obs. 9 — Mademoiselle X..., quarante-cinq ans, couturière. Névralgie trifaciale, affectant surtout la branche ophthalmique, revenant périodiquement depuis plusieurs années, à forme intermittente, très rebelle.

Le 30 mai 1883, arrachement du nasal. Souffre pendant les deux jours qui suivent, puis les douleurs se calment.

13 juin. Nouvelle crise : quinine, morphine.

Finalement guérison.

Obs. 10. — Marie P..., soixante-six ans, journalière, très anémiée, entre à la Clinique pour un ectropion consécutif à un blépharospasme portant sur les deux yeux, et remontant à plusieurs années. Le blépharospasme est incessant ; la malade ne peut ouvrir les yeux.

On pratique successivement des sutures de Gaillard, avec canthoplastie des deux côtés. On réussit, par ce moyen, à supprimer l'ectropion, mais le blépharospasme continue.

L'arrachement du nasal est pratiqué à gauche le 4 novembre. On obtient une amélioration sensible.

Le 3 décembre même opération, à droite ; l'amélioration s'accentue et le blépharospasme ne se produit que lorsqu'on touche les paupières.

Un mois après, la malade quitte l'hôpital à peu près guérie.

Elle revient de temps à autre à la consultation ; l'amélioration ne persiste pas, le blépharospasme se reproduit. Les bénéfices de l'opération paraissent devoir rapidement disparaître.

Un mois après, la malade entre une seconde fois à l'hôpital, et M. Badal pratique l'arrachement du sus-orbitaire gauche. Le lendemain, le blépharospasme avait entièrement disparu et, chose remarquable, des deux côtés. La guérison se maintient quelques semaines, puis le spasme reparaît encore, graduellement, toutefois, il est très diminué.

Cette dernière observation ressemble peu à celles qui la précèdent. Nous avons cru cependant devoir lui réserver une place à côté des cas de névralgie du trijumeau, à cause de l'intervention thérapeutique dont la malade a été l'objet.

Comme dans les observations 8 et 9, l'arrachement du nerf nasal n'a donné qu'un résultat incomplet. Il a fallu agir sur un plus grand nombre de filets nerveux pour obtenir la guérison ; ce qui viendrait à l'appui de l'opinion émise par M. Badal, qu'il s'agit là d'une question de dosage.

De même, dans l'observation 7, l'arrachement du nasal a réussi, alors que la même opération sur le nerf sous-orbitaire n'avait fourni qu'un résultat très incomplet.

Autant qu'il est permis de conclure avec un aussi petit nombre de faits, nous dirons donc que, dans la névralgie du trijumeau, l'arrachement du nasal donne les résultats incomplets, rarement définitifs, que donne l'élongation des autres nerfs.

Néanmoins, c'est par ce nerf que l'on devra commencer lorsqu'on voudra agir sur la sphère de l'ophtalmique, parce que sa recherche opératoire est facile et son arrachement sans danger.

De même que l'arrachement des autres branches du trijumeau, cette opération donnera des résultats variables avec l'état général du malade, l'intensité et l'ancienneté de la névralgie.

La section, la résection et l'élongation de l'un des rameaux de la branche ophtalmique ont été faites un assez grand nombre de fois. Les succès et les revers sont à peu près les mêmes dans chacune de ces opérations. Souvent, dans les cas malheureux, la névralgie s'étant propagée au voisinage ou ayant simplement persisté, on s'est adressé à une branche plus volumineuse, au sous-orbitaire, d'ailleurs très fréquemment atteint dans les névralgies faciales et tenant dans la grande majorité des cas les symptômes sous sa dépendance exclusive.

Mais nous l'avons déjà dit, dans la zone innervée par la

première branche du trijumeau se trouve le globe de l'œil
lui-même ; il est donc tout naturel que le chirurgien songe
à faire disparaître les douleurs d'origine intra-oculaire en
agissant sur les rameaux de la branche ophtalmique de
Willis.

La section du frontal (Dupuytren, obs. 1), l'élongation de
ce nerf (Quinquaud et Monod) ont déjà donné des résultats
fort appréciables, mais c'est surtout l'élongation ou mieux
l'arrachement du nasal qui a donné de beaux succès.

Cette opération a été faite soit pour les cas de glaucome
aigu ou chronique, soit pour les douleurs ciliaires avec désordres plus ou moins accusés du côté des membranes de
l'œil. Sans doute il n'y a pas de ligne de démarcation bien
nette entre ces deux sortes d'affection, le glaucome étant le
plus souvent plus ou moins douloureux, et les douleurs ciliaires entraînant d'habitude une tension plus ou moins
exagérée dans le globe.

Il importe cependant de les séparer pour la clarté de la
démonstration.

Nous passerons en revue successivement d'abord les cas
d'arrachement dans le glaucome, ensuite les cas d'arrachement dans les douleurs ciliaires.

β. — ÉLONGATION OU ARRACHEMENT DU NASAL
DANS LE GLAUCOME.

L'arrachement du nasal externe a déjà été l'objet d'un
nombre imposant de travaux. Après le mémoire que le professeur Badal (1) adressa à la Société de Chirurgie en 1882,
Trousseau (2), interne des hôpitaux de Paris, fit de cette

1. Badal, *Bull. de la Soc. de chir.*, rapport de M. le professeur Trélat,
13 déc. 1882.
2. Trousseau, thèse de Paris, 1883.

opération le sujet de son intéressante thèse inaugurale, et
le Dr Abadie (1), un de nos plus distingués ophtalmolo-
gistes, lui consacra, dans les *Annales d'oculistique*, un
article nourri de faits favorables et démonstratifs.

Dernièrement encore, M. Badal a poursuivi l'étude de la
question en s'appuyant sur des observations nouvelles. Il a
inspiré à son élève Anamieu (4) une thèse remplie d'utiles
renseignements.

La plupart de ces travaux ont en vue le glaucome.

L'utilité de l'arrachement du nasal dans cette affection
du globe oculaire y est démontrée sans réplique et sans contestation possible. La quantité des observations et la qualité des observateurs (Brière, Abadie, Brailey) sont également péremptoires.

A ceux dont l'opinion serait encore mal assurée, nous re-
commandons la lecture du mémoire de M. Badal publié
dans les *Annales d'oculistique*.

Il serait infiniment trop long de rapporter toutes les observations. Il doit me suffire d'indiquer les travaux dans
lesquels on peut les lire *in extenso*.

Cependant les observations de Brailey (*British medical*,
1885, 15 octobre, p. 689) nous paraissent mériter une place
à part, et nous désirons les transcrire ici. Bien que les résultats définitifs aient été généralement insuffisants, le retentissement de l'arrachement du nasal sur la tension de l'œil
y est particulièrement bien démontré.

Obs. 11. (Brailey, *British medical*, 1885, t. II). — Georges B...,
dix-huit ans, vient le 23 janvier 1884, atteint de glaucome consécutif à une iritis résultant elle-même d'une cataracte opérée cinq
ans avant. Tension de l'œil très exagérée ; presque aussitôt après

1. Abadie, *De l'élongation et de l'arrachement du nerf nasal, Annales d'occul.*
mai-juin 1883.
2. Amanieu, thèse de Bordeaux, 1883.

l'opération de la cataracte au moment où il est examiné la tension est T + 2 ; mais il est probable que cette tension excessive est récente ; la vision encore conservée pendant quelque temps a dans ces derniers temps presque complètement disparu.

Les jours suivants Brailey arrache le nerf nasal externe gauche, en excise un morceau de quatre millimètres ; en deux jours la tension est tombée de + 2 à + 1/2. Six jours après elle est normale.

L'acuité visuelle s'est notablement accusée. — Cas très favorable.

Obs. 12. — George C..., soixante-sept ans, vient en novembre 1884 avec un commencement de cataracte nucléaire de l'œil gauche et un glaucome absolu de l'œil droit. Tension T + 3. Il ne percevait que la lumière ; la vision diminuait depuis trente ans. Douleurs très vives dans le sourcil droit. L'œil présente un bon aspect, et comme le malade était particulièrement désireux de se faire opérer, Brailey arrache le nasal. Suppuration abondante de la plaie, mais la tension tombe graduellement et bientôt n'est certainement plus que de T + 1. Les douleurs ont complètement disparu et ne sont pas revenues. Il est encore à l'hôpital, mais il est en bonne voie pour recouvrer parfaitement la vue.

Obs. 13. — Le troisième malade était, âgé de quarante et un ans ; iridectomie pratiquée en dehors de l'hôpital pour glaucome trois ans avant. Elle a encore quelque tension dans chaque œil avec une douleur supportable dans le sourcil gauche. Les pupilles se contractent sous l'influence de l'ésérine qui cependant ne présente aucun avantage au point de vue de la douleur et de la tension. Après l'arrachement des deux nerfs nasaux, les blessures guérissent très rapidement, et la tension tombe au-dessous de la moyenne à droite et à la normale à gauche. La douleur avait complètement disparu après un mois, mais elle revint en même temps que la tension. Aucun de ses symptômes n'était aussi aigu qu'avant l'élongation. La vision resta la même.

Obs. 14. — Caroline, soixante-trois ans. Je combine l'arrachement des deux nerfs nasaux avec celui du sus-orbitaire.

Je saisis ce nerf différemment des deux côtés en le prenant au-dessus du sourcil à gauche et au-dessous à droite. Cet œil gauche était absolument glaucomateux ; la tension s'élevant à + 3, la perception de la lumière était nulle ; la pupille dilatée, fixe, excentrique avec de la douleur sus-orbitaire.

L'œil droit avait une tension de T + 3 et la division atteignait à peine 6/12. Les symptômes inflammatoires étaient cependant très légers. Il y eut réunion primitive au-dessus des blessures, sauf la sus-orbitaire gauche. Il n'y eut pas de soulagement, de la douleur quoique la tension tombât de chaque côté à + 1. Je dus exécuter ensuite la sclérotomie puis l'iridectomie de l'œil gauche dont la vision resta définitivement à 6/11. La tension resta + 1 malgré que tous les procédés opératoires aient été bien exécutés.

L'autre œil resta aussi dur que jamais, et enfin on fut forcé de l'exciser.

Après ces quatre cas, je vais en citer deux autres où les résultats furent moins favorables.

Obs. 15. — Th. C..., âgé de soixante-quinze ans, avait un glaucome absolu de l'œil gauche avec une douleur aiguë s'étendant de tout ce côté de la tête depuis l'occiput jusqu'aux régions antérieures. Le lendemain du jour où fut faite l'élongation du nerf nasal, la douleur fut certainement fort diminuée ; mais cinq jours après elle devint aussi forte que jamais ; l'œil fut excisé ; deux semaines plus tard, complet soulagement du malade. Guérison. Dans ce cas, la blessure guérit par première intention.

Obs. 16. — Le dernier cas est celui de Mme X, âgée de cinquante-cinq ans. Elle avait une choroïde-cyclite de l'œil gauche ayant pour symptômes des hémorrhagies dans la rétine et une vue très mauvaise. L'œil droit avait seulement la perception de la lumière avec exclusion pupilleuse et l'iris légèrement soulevée. La maladie avait commencé par cet œil deux ans et demi auparavant avec le même symptôme que l'autre côté, et il suivait rapidement la même marche pathologique. Il y avait de fortes douleurs dans les globes oculaires et tout autour des deux yeux. On ne pouvait faire aucune déduction sur la nature de l'inflammation de l'œil gauche qui avait encore 6/60 d'acuité visuelle et devenait de plus en plus malade malgré une thérapeutique variée. La douleur continua sans soulagement, et la vision tomba peu à peu à la perception de la seule lumière. On se décida à avoir recours à l'élongation des deux côtés. La douleur diminua certainement du fait de l'opération, et la tension qui avait varié beaucoup, sans s'éloigner cependant considérablement de la normale, tomba légèrement ; mais huit jours plus tard il y eut une hémorrhagie de la chambre antérieure de l'œil gauche, et la tension s'éleva à $+$ 1. Quatre jours plus tard il y eut une grave iritis de l'œil gauche, quoique jusqu'alors l'iris eût conservé à la fois une couleur et une activité normales. Les yeux devinrent légèrement sensibles à la lumière, après cela l'hypotéma augmenta et la douleur revint.

Enfin, quelques semaines plus tard, la chambre antérieure devint extrêmement profonde et au bout de dix jours un accident semblable quoique moins grave se manifesta dans l'œil droit. La chambre antérieure présenta un grand nombre de synéchies ; depuis ce temps les yeux sont en meilleur état, quoique en aucune façon la vision ne soit améliorée. — La douleur est certainement moindre qu'après l'opération ; je fais une iridectomie de l'œil gauche sans amélioration de la vision à cause d'une opacité du cristallin.

Clarke, de Glasgow, a également fait connaître un fait très intéressant dont voici la substance : homme de quarante-neuf ans, névralgie ciliaire consécutive à une iridocyclite de l'œil droit ; après l'élongation du nasal externe les douleurs disparaissent complètement. Plus tard on dut pratiquer une pupille artificielle (*Glasgow medical*, t. XX, p. 389).

Les deux observations suivantes, qui nous sont personnelles, démontrent encore mieux que celles de Brailey et de Clarke (de Glasgow) l'utilité de l'arrachement du nasal dans les accidents glaucomateux.

Obs. 17 (personnelle). — Corps étranger de la cornée : hernie de l'iris, cataracte traumatique, irido-cyclite suppurée, accidents glaucomateux. — P... Jean, vingt-huit ans, mécanicien, né à Clisson (Loire-Inférieure), se présente à la clinique

ophtalmologique le 1er septembre 1885, pour se faire extraire
un corps étranger (éclat de fonte) qu'il venait de recevoir et qui
s'était implanté à la partie inféro-externe de la cornée gauche.
— Le corps étranger est enlevé le même jour sans difficulté à
l'aide de la gouge et le malade est renvoyé chez lui. Comme
la cornée est légèrement brûlée ainsi que la conjonctive qui
l'avoisine, j'ordonne au malade des instillations d'atropine, et
après chaque instillation des compresses d'eau chaude.

Le 4 septembre, le malade revient avec tous les symptômes
d'une iritis aiguë; on l'admet à l'hôpital; on applique à la
tempe gauche la ventouse de Heurteloup et on continue l'atropine et les compresses chaudes. — Le 5, l'état du malade ne
s'est pas amélioré. Le 6, la chambre antérieure a complètement
disparu, et l'iris fait hernie à travers la cornée qui s'est perforée au niveau de la brûlure. Malgré le taxis joint aux instillations d'ésérine, la hernie irienne ne se réduisant pas, je la
résèque à l'aide de la pince-ciseaux.

Le malade semble aller un peu mieux, mais le 9 apparaît
une cataracte traumatique. Comme les accidents inflammatoires tendent à disparaître, on reste dans l'expectative. — Le
25 septembre, l'inflammation ayant disparu, on fait l'extraction
de la cataracte par la méthode de Graefe. En enlevant les
masses corticales, on voit qu'elles sont mélangées à de petits
rubans de pus très concret, dus probablement à une irido-
cyclite suppurée. L'opération réussit très bien; la plaie était
cicatrisée dès le lendemain; tout faisait croire à la guérison,
lorsque le 4 octobre, le malade est pris d'accidents glaucomateux suraigus. La tension de l'œil qui était tombée à T — 2
s'élève à T + 1. Les douleurs ciliaires sont atroces et l'œil est
très douloureux à la pression.

On cherche à calmer le malade par les frictions d'onguent
napolitain belladoné, sur la région frontale, par l'application de
la ventouse Heurteloup sur la tempe, mais rien n'arrête le mal.

Le 10 octobre je fais l'arrachement du nerf nasal externe du
côté gauche. Quatre heures après l'opération, les douleurs
ciliaires avaient à peu près disparu, Le 16 au matin disparition complète; en faisant le pansement du malade, on pouvait
constater que l'œil n'était plus douloureux à la pression et que
la tension était revenue à la normale.

Si la plaie ne s'était pas compliquée d'un petit phlegmon de l'angle interne de l'œil du côté gauche, le malade aurait pu sortir quatre jours après l'opération, absolument guéri.

26 octobre. — Les douleurs ne sont pas revenues; la rougeur de l'œil a disparu; le globe de l'œil est atrophié, sa tension sensiblement diminuée. En somme l'arrachement du nasal a supprimé les douleurs ciliaires.

Obs. 18. *Accidents glaucomateux suraigus.* (Personnelle). — P.... Ferdinand, vingt-six ans, charretier à Bordeaux. A contracté il y a cinq ans une ophtalmie purulente double d'origine blennorrhagique. Il guérit de son ophtalmie mais il sortit de l'hôpital avec un leucome cicatriciel à gauche et un staphylôme cornéen à droite. L'œil gauche étant encore assez bon, il revint quelques temps après à l'hôpital Saint-André et M. le professeur Badal lui fit à cet œil une iridectomie optique inféro-interne.

P... fut très bien pendant cinq ans, mais il y a deux mois, il ressentit des douleurs dans la région orbitaire droite; il garda ces douleurs pendant quelque temps et elles disparurent sans aucun traitement. Le 10 octobre, ces douleurs revinrent avec une telle intensité que le malade fut obligé de rentrer à l'hôpital Saint-André. A l'examen on constate que son staphylôme est tapissé par de nombreuses synéchies antérieures et que son œil est très injecté. Au toucher on constate qu'il est très douloureux et que sa tension $= T + 2$.

On essaie de calmer les douleurs ciliaires par les frictions d'onguent napolitain, etc.... Rien ne réussit. Je fais alors l'arrachement du canal externe du côté droit, le 15 octobre.

Le soir même de l'opération les douleurs ciliaires avaient complètement disparu, et le lendemain à la visite, on pouvait constater que l'œil avait repris sa tension normale et que le toucher était beaucoup moins douloureux. Cinq jours après, la plaie était cicatrisée, les douleurs ciliaires avaient disparu ainsi que l'injection du globe, la tension était normale et le toucher ne réveillait aucune douleur. La guérison se maintient deux semaines, le malade quitte l'hôpital; depuis il n'a pas été revu.

Aux faits précédents il convient d'ajouter une foule d'observations que leur nombre même m'empêche de rapporter *in extenso*. Je dois me contenter d'en donner un résumé très authentique, puisque j'ai lu toutes ces relations cliniques et que j'ai examiné un assez grand nombre des malades dont il est question.

A. — *Glaucome aigu avec perte ancienne de la vision.*

Obs. 19. — Glaucome suraigu ayant succédé à un glaucome irritatif. Iridectomie. Aggravation. Élongation du nasal, succès immédiat.

Obs. 20. — Glaucome aigu d'emblée, probablement consécutif à une choroïdite; arrachement du nasal externe; succès immédiat.

Obs. 21. — Glaucome aigu succédant à un glaucome chronique simple. Élongation avec arrachement du nasal. Les crises cessent pour revenir quelques jours après. Élongation et arrachement du sous-orbitaire : depuis lors plus de douleurs.

Obs. 22. — Glaucome aigu consécutif à une irido-choroïdite. Arrachement du nasal externe : succès immédiat.

Obs. 23. — Glaucome aigu consécutif à une irido-cyclite. Iridectomie : les douleurs augmentent d'intensité. Arrachement du nasal externe : succès.

Obs. 24. — Glaucome aigu ayant succédé à un glaucome hémorrhagique chronique. Arrachement du nasal externe : les douleurs disparaissent; compte les doigts à un mètre.

Obs. 25. — Glaucome aigu succédant à un glaucome chronique irritatif. Arrachement du nasal externe; disparition des douleurs.

Obs. 26. — Glaucome aigu ayant succédé à un glaucome chronique. Sclérotomie : aucun résultat. Arrachement du nasal externe : succès. Augmentation de l'acuité visuelle.

B. — *Glaucome aigu avec perte récente de la vision.*

Obs. 27. — Glaucome aigu consécutif à une kératite traumatique. Élongation avec arrachement du nasal externe et du frontal interne : cessation immédiate des douleurs; trois semaines après, l'acuité est devenue normale.

Obs. 28. — Glaucome aigu succédant à un glaucome chronique simple. Une sclérotomie, alors que le glaucome était encore douloureux, provoque un état aigu. Une iridectomie est suivie d'hypothéma persistant et aggrave encore la situation. Élongation avec arrachement du nasal externe : succès immédiat. Compte les doigts à un mètre. Deux mois après, $V = 1/20$.

Obs. 29. — Glaucome aigu à la suite d'une sclérotomie. Arrachement du nasal : disparition des douleurs; peut compter les doigts à un mètre.

Obs. 30. — Glaucome aigu consécutif à une hydrophtalmie congénitale. Iridectomie : aucun résultat. Une sclérotomie et une ponction du corps vitré ne font pas davantage. Arrachement du nasal externe : cessation des douleurs; peut se conduire et compter les doigts à quarante centimètres.

C. — *Glaucome aigu avec vision presque abolie.*

Obs. 31. — Glaucome aigu succédant à un glaucome chronique légèrement irritatif. Arrachement du nasal externe : disparition des douleurs.

Obs. 32. — Glaucome suraigu. Sclérotomie : aucun résultat; iridectomie et arrachement du nasal externe : succès complet. Amélioration sensible de la vision.

D. — *Glaucome chronique irritatif avec perte ancienne de la vision.*

Obs. 33. — Glaucome chronique irritatif. Élongation du nasal externe : succès.

Obs. 34. — Glaucome chronique irritatif ayant succédé à un glaucome aigu. Élongation du nasal externe gauche, les douleurs n'ont plus reparu. Iridectomie du même côté; un mois après, la vision, à peu près complètement abolie, n'est pas améliorée; la tension s'abaisse au-dessous de la normale.

Élongation du nasal externe, œil droit : les douleurs disparaissent également.

Obs. 35. — Glaucome chronique irritatif. Élongation du nasal externe, œil gauche : les douleurs perdent de leur intensité. Dix jours après élongation du sous-orbitaire, les crises s'éloignent. De temps à autres, quelques douleurs vagues péri-orbitaires.

Obs. 36. — Glaucome chronique irritatif. Arrachement du nasal externe, disparition des douleurs : la tension redevient normale.

E. — *Glaucome irritatif avec acuité assez bonne.*

Obs. 37. — Glaucome irritatif. Arrachement du nasal : ne souffre pas, mais la tension n'a pas diminué.

F. — *Glaucome chronique simple avec perte de la vision.*

Obs. 38. — Glaucome chronique simple. Perte de la vue à gauche; à droite, perception qualitative. Arrachement du nasal externe : aucun résultat. Une sclérotomie pratiquée ultérieurement abaisse la tension.

Obs. 39. — Glaucome chronique simple. Perception quantitative de la lumière à gauche; à droite, compte les doigts à un mètre. Sclérotomie de ce côté : amélioration. Arrachement du nasal externe à gauche : augmentation de l'acuité visuelle ; compte les doigts à un mètre.

G. — *Glaucome chronique simple avec acuité visuelle assez bonne.*

Obs. 40. — Glaucome chronique simple. Iridectomie des deux côtés : insuccès. Cinq mois après sclérotomie des deux côtés : insuccès ; l'acuité va toujours en s'affaiblissant. Quelques semaines après, élongation avec arrachement du nasal externe des deux côtés : aucune amélioration, mais il semble que, depuis lors, l'acuité ne diminue plus.

Hydrophtalmie congénitale

Obs. 41. — Hydrophtalmie congénitale. Sclérotomie et arrachement du nasal externe : chez l'un, récidive au bout de deux mois : chez l'autre, diminution de la tension.

En résumé :

Sur vingt-cinq cas, l'arrachement du nasal externe a abaissé la tension dix-neuf fois.

Sur les vingt cas où le glaucome présentait la forme aiguë ou subaiguë, l'opération a mis fin aux douleurs et souvent d'une manière presque instantanée.

Dans quatre de ces cas, l'iridectomie avait aggravé l'état des malades, et la sclérotomie avait déterminé, dans deux cas, un glaucome aigu.

Dans six autres cas, la sclérotomie avait échoué et l'iridectomie, dans quatre cas.

Dans les deux cas de glaucome aigu, où il fut permis d'espérer le retour de la vision, la guérison a été rapide et complète dans un cas; dans l'autre (glaucome foudroyant), la vision est restée abolie.

Dans six autres cas où la vision était déjà perdue depuis longtemps ou presque abolie, l'acuité visuelle a été assez améliorée pour permettre à trois malades de se conduire.

Enfin, dans les cas où l'arrachement du nasal externe semble avoir échoué, les autres opérations n'ont pas mieux réussi, excepté dans un cas où une sclérotomie a abaissé la tension.

Souvent ce mode de traitement a dispensé de recourir à des opérations graves ou douloureuses difficilement acceptées par les malades, telles que l'énervation ou l'énucléation.

Jamais elle n'a aggravé la situation des malades.

A part quelques petites hémorrhagies, dont le seul inconvénient a été de rendre la recherche un peu plus laborieuse, il n'y a jamais eu d'accidents opératoires.

La réunion immédiate a été la règle.

Ce résumé succinct comprend les observations publiées dans les travaux dont j'ai donné la source bibliographique (1). Voici maintenant les observations inédites mentionnées sur le registre (1884 et 1885) de notre maître Badal.

Obs. 42. — V... Jean, soixante et un ans, Montignac (Lot-et-Garonne), cultivateur. Glaucome chronique O. G. Perte absolue de la vision. Arrachement du nasal, 4 juin ; dit voir moins mal.

Obs. 43.—D... cinquante-huit ans, (Gironde). Glaucome chronique double. Arrachement du nasal O. G,29 novembre : Aucun résultat.

Obs. 44. — D... Pierre, soixante-douze ans, Sainte-Croix-du-Mont, cultivateur. Glaucome chronique des deux côtés. Perte absolue de la vision O. D, avec cataracte glaucomateuse T + 2. Compte les doigts à gauche à 5 mètres ; de ce côté la tension est normale et à l'ophtalmoscope on trouve des troubles du corps vitré et une atrophie du nerf optique avec excavation.

Arrachement du nasal O. G, 15 janvier 1886.

Le soir de l'opération, hémorrhagie très abondante. Pas de réunion. par première intention. Le 28 janvier la plaie donne enore un peu de pus. Le malade dit y voir mieux et compte en effet les doigts à 15 mètres. Bon résultat.

Obs. 45. — M... Jean, 33 ans, Saint-Ciers-la-Landes (Gironde), cultivateur. Glaucome chronique O. D. Avant l'opération ne peut compter les doigts. 11 février, arrachement du nasal, O. D. Sort le 22 février. Compte les doigts à 6 mètres. Pas de fixation centrale le 20 mars, mais prétend cependant voir un peu mieux.

---

1. Ces observations sont reproduites dans la thèse de M. Amanieu (Bordeaux, 1883), thèse à laquelle nous avons emprunté le résumé qui précède.

Obs. 46. — P... Bruno, cinquante-sept ans, artificier, Bordeaux. Glaucome chronique simple. Perçoit à peine la lumière et ne compte plus les doigts O. G. 16 février. Aucun résultat immédiat.

Obs. 47. — P... Jean, soixante-six ans (Haute-Pyrénées), manœuvre. Glaucome chronique double T + 2. Ne compte plus les doigts. Arrachement du nasal O. G, 10 avril.

Compte les doigts à 2 mètres après l'opération. Amélioration.

Obs. 48. — L... François, soixante-quinze ans (Cher), charron. Glaucome chronique double, T + 2. Compte les doigts à 2 mètres environ. Arrachement du nasal O. G., 10 avril. Pas de résultat.

Obs. 49. — R... Louis, soixante-sept ans, Saint-Martial-de-Coculet (Charente-Inférieure). L'œil droit a été perdu par suite de glaucome chronique avec poussées aiguës. T + 2. Strabisme externe consécutif.

L'œil gauche est affecté de glaucome chronique simple avec T + 2. Perte absolue de la vision.

Arrachement du nasal O. G., 21 mai. Sort le 27 mai, et semble voir un peu mieux. La tension se trouve en tout cas diminuée.

Obs. 50. — Madame C..., cinquante ans, Tarbes. Glaucome aigu datant de deux mois avec perte absolue de la vision T + 3. Distingue à peine les mouvements de la main. Iridectomie pratiquée à droite et arrachement du nasal pratiqué à gauche, 20 octobre. Le 27, la malade voit un peu mieux, surtout à gauche.

Obs. 51. — L..., cinquante-six ans, employé, Bordeaux. Glaucome aigu depuis deux mois O. G, T + 2. Compte les doigts à un mètre. 20 octobre, arrachement du nasal O. G. Sort le 3 novembre, comptant les doigts à 2 mètres. La tension tombe à T + 1.

Obs. 52. — U... Catherine, cinquante-neuf ans, Laroche-Chalais. Glaucome chronique avec perte absolue de la vision O. D. Douleurs ciliaires malgré une paracentèse faite il y a quelques jours. Arrachement du nasal, 12 novembre. Aucun résultat.

Obs. 53. — B... Jean, soixante-huit ans, manœuvre, Bordeaux. Glaucome chronique des deux côtés. Iridectomie O. D. Arrachement du nasal O. G, 23 février.

A sa sortie de l'hôpital (quinze jours après) O. G voit beaucoup mieux qu'avant l'opération.

Pour O. D. résultat négatif.

OBS. 54. — B... Marie, quarante-cinq ans, lingère, Bordeaux. Conjonctivite granuleuse O. G. Irido-cyclite ancienne avec synéchies antérieures. Cataracte, accidents glaucomateux aigus, depuis quelques jours.

Arrachement du nasal O.. G, 28 avril, en vue d'éviter l'énucléation qui, au premier abord, paraît indispensable. Les douleurs cessent rapidement et la malade sort complètement guérie quinze jours après.

OBS. 55. — L..., soixante ans, cultivateur, Bordeaux. Glaucome chronique des deux yeux. Perte absolue de l'œil droit. T + 3; O. G. compte les doigts à 3 mètres T + 3 également. Arrachement du nasal O. G. 6 mai. Huit jours après, résultats sensibles. La tension est seulement diminuée et tombe à T + 1. Le malade sort de l'hôpital.

OBS. 56. — Personnelle. — M... Octave, vingt ans, boulanger, (Lot-et-Garonne).

Entré à l'hôpital le 31 août pour une irido-choroïdite inflammatoire O. D; on le traite quelque temps par compresses d'eau chaude, instillations d'atropine, sangsue de Heurteloup appliquée à la région temporale droite, mais on n'obtient aucune amélioration; au contraire l'œil devient dur tout d'un coup; T + 2; la conjonctive oculaire et palpébrale s'enflamme, les douleurs ciliaires entrent en scène; l'œil est pris de glaucome aigu.

Je fais l'arrachement du nasal O. D; mais aucune amélioration ne se produit dans l'état du malade. J'attends 3 jours et voyant que les accidents glaucomateux ne tendent pas à disparaître, je fais une large iridectomie à l'œil malade. Immédiatement les phénomènes inflammatoires disparaissent avec les douleurs ciliaires; la tension redevient normale et le malade guérit rapidement.

OBS. 57. — Personnelle. — D... Marie, quarante-six ans, cultivatrice, Guilles (Landes). Entre à l'hôpital Saint-André dans le service de M. le professeur Badal pour glaucome chronique double. La tension des deux yeux = T + 1; l'acuité visuelle est égale à 1/3 environ des deux côtés. A l'examen ophtalmoscopique on constate une excavation glaucomateuse très manifeste des deux papilles. La malade n'a pas et n'a jamais eu de douleurs ciliaires.

Je fais l'arrachement du nerf nasal externe du côté droit le 10 novembre, mais cette opération ne donne aucun résultat. La malade sort en effet de l'hôpital avec la même tension et la même acuité visuelle.

Quel enseignement faut-il retirer de toutes ces observations? Devons-nous croire que l'arrachement du nasal constitue contre le glaucome un moyen héroïque, souverain dans tous les cas? Assurément non et les deux insuccès qui nous sont personnels, celui de notre distingué maître Kirmisson (1) auraient suffi, si la chose avait été nécessaire, à nous garder de cette extrême exagération.

Mais quelle est donc l'opération souveraine contre le glaucome : est-ce l'iridectomie, la sclérotomie? ne pourrait-on pas reprocher à ces opérations des insuccès à la fois complets et nombreux? Alors même que l'iridectomie posséderait une valeur clinique supérieure ; que ses succès seraient plus certains et plus durables, il n'en reste pas moins acquis : 1° que l'arrachement du nasal dans la plupart des cas abaisse la tension, diminue ou supprime les douleurs ; 2° que les dangers sont nuls et que dans les cas d'insuccès le malade pourra aussi bien qu'avant cette première opération bénéficier de l'arrachement du nasal.

La conclusion s'impose : l'élongation donne très souvent de bons résultats dans le glaucome aigu (23 succès sur 26 faits, non compris les cas de Brailey et Clarke) et quelquefois des résultats assez bons dans le glaucome chronique. Encore une fois, nous ne prétendons en aucune

---

1. Kirmisson nous a, dans une communication particulière, fait connaître un cas de glaucome subaigu dans lequel l'arrachement du nasal échoua et qui fut rapidement amélioré par l'iridectomie.

façon contester la valeur très réelle de l'iridectomie dans le glaucome, mais tous ceux qui ont l'habitude de la chirurgie oculaire conviendront qu'elle ne donne pas de résultats meilleurs. L'élongation du nasal, opération toujours bénigne, permettra dans les cas d'insuccès d'avoir recours à temps à l'excision de l'iris, et c'est précisément pour cette raison *que l'arrachement du nasal doit être chez tous les glaucomateux pratiqué tout d'abord.*

γ. *Elongation ou arrachement du nasal dans les douleurs ciliaires.*

En parcourant les observations si nombreuses qui ont été publiées, il est facile de se convaincre que, parmi les phénomènes glaucomateux, c'est la douleur qui a été surtout victorieusement combattue par l'opération.

Souvent en effet, on a pu voir disparaître les accidents douloureux les plus intolérables, alors que les troubles de la vision n'étaient nullement diminués; on peut en conclure, *à priori*, que dans les simples douleurs ciliaires sans glaucome, l'opération possédera la plus grande efficacité.

Disons tout d'abord que nous entendons par douleurs ciliaires celles qui ont leur point de départ ou leur siège dans le globe oculaire, qu'elles soient dues à une inflammation des membranes ou à un état pathologique quelconque de l'organe de la vision. Tantôt les douleurs ciliaires sont le symptôme d'une irido-cyclite aiguë ou chronique, sans lésions choroïdiennes rétiniennes, tantôt elles accompagnent une altération profonde des membranes (choroïdite, décollement de la rétine, etc., etc.).

Nous avons réuni dix observations appartenant à ces deux catégories, six à la première et quatre à la seconde.

Au point de vue des résultats donnés par l'opération dont nous essayons de compléter l'histoire, ces deux groupes de faits méritent d'être étudiés séparément.

Les six observations suivantes montrent tout ce qu'on peut attendre de l'arrachement du nasal externe dans les cas où les douleurs ciliaires tiennent à une irido-cyclite.

Obs. 58. Pierre V…, charretier, âgé de vingt-trois ans, a été atteint, il y a deux ans d'une ophtalmie aiguë de l'œil droit sur laquelle on n'a pas de détails.

En septembre 1882, le malade entre à la clinique ophtalmologique de Bordeaux, atteint de kératite à hypopyon, suivie finalement d'irido-cyclite et d'occlusion pupillaire, avec perte complète et définitive de la vision.

Au commencement d'octobre, le malade souffre beaucoup et dort à peine deux ou trois heures chaque nuit. Les douleurs s'irradient dans tout le côté gauche de la tête ; elles sont continues sans exacerbation marquée. Une large péritomie amène une amélioration sensible. Le malade quitte l'hôpital, mais bientôt il est contraint d'y entrer de nouveau. Il ne peut supporter la moindre lumière ; douleurs ciliaires très vives ; perte absolue du sommeil.

Le 28 octobre, arrachement du nasal externe. Le malade se trouve beaucoup mieux le jour même et passe une meilleure nuit.

L'amélioration persiste et s'accentue les jours suivants ; les douleurs ont peu à peu disparu.

10 novembre. Le malade ne souffre plus et demande à quitter l'hôpital.

Obs. 59. — Jean. R…, cantonnier, soixante-dix ans. Larmoiement chronique ; kératite ulcéreuse à hypopyon ; douleurs ciliaires vives. Le 22 juin 1883, paracentèse. Malgré l'évacuation du pus, les douleurs persistent. Le 30 juin, arrachement du nasal externe. Disparition des douleurs. Guérison.

Obs. 60 — Marie L…, journalière, cinquante et un ans, arrivée à la ménopause, a perdu l'œil gauche, il y a huit ans, à la suite d'une iritis chronique, sans grandes douleurs. Depuis lors, elle a toujours souffert de temps en temps de ce côté ; l'œil s'injectait et devenait douloureux. Depuis trois semaines, prise de douleurs violentes, elle rentre à la clinique. A son entrée, on constate une irido-cyclite subaiguë et un commencement de phtisie du bulbe T-1. L'œil est injecté, larmoyant.

Le 15 janvier, élongation avec arrachement du nasal externe. Les douleurs perdent de leur intensité, mais le globe oculaire est toujours sensible. Pointes de feu. Un mois après, guérison.

Obs. 61. — Jean M..., quarante ans, cultivateur, entre à la clinique le 5 octobre 1883.

A été atteint, le 3 septembre, de plaie perforante de la cornée, à droite. La plaie, assez large, siège à l'extrémité du diamètre transversal. Hernie de l'iris, la plaie contient de la substance cristallinienne et la chambre antérieure en est remplie.

Injection de l'hémisphère antérieur de l'œil; irido-cyclite subaiguë. Perte absolue de la vision.

Le malade souffre beaucoup; il vient se faire enlever l'œil sur les conseils de son médecin ; M. Badal s'y refuse.

6 octobre. Arrachement du nasal ; réunion immédiate. Trois jours après, les douleurs ont complètement disparu. Le malade quitte l'hôpital ; il fait savoir, trois mois après, qu'il a depuis longtemps repris son travail.

Obs. 62. — (Gillet de Grandmout, *Journal de médecine de Paris*, 4 août 1883).

L... Blanche, dix ans, née avec des cataractes, a subi de la part d'un oculiste distingué, une série d'opérations : discission, iridectomie, extraction de cataractes secondaires. Bref, à la suite de toutes ces opérations, l'enfant présente à droite, depuis plusieurs semaines, des signes d'irido-choroïdite qui se calment par un traitement anti-névralgique pour revenir quelque temps après avec une intensité croissante.

Les névralgies deviennent progressivement très vives. Le 21 avril 1883, Blanche L..., ne s'est pas reposée depuis cinq fois vingt-quatre heures. Les douleurs qu'elle ressent dans la tête sont extrêmement violentes.

Ces névralgies ciliaires sont celles de l'irido-choroïdite, affection caractérisée en outre, dans l'epèce, par la sensibilité du globe, par sa rougeur sous-conjonctivale et par sa diminution de volume.

L'énucléation étant refusée par la mère de l'enfant, on prati-

que l'élongation du nerf nasal, d'après les règles données par
M. Badal.

L'enfant, endormie par le chloroforme, se réveille ne ressen-
tant plus aucune douleur, excepté celle qui résultait de l'opération. Toute névralgie avait disparu ; l'enfant peut reprendre
la série de ses études.

Obs. 63. —(Brière, du Havre) Mademoiselle X... fille de ferme,
trente ans. A gauche : douleurs ciliaires et hémicraniennes,
accompagnées de larmoiement et de dureté du globe oculaire. Iridectomie, douleurs violentes dans le côté gauche de la
tête et la région périorbitaire du même côté. Plus de repos.
15 mars, arrachement du nasal externe ; disparition immédiate
des douleurs.

Il n'est pas douteux que, chez les six malades dont on
vient de lire l'histoire en abrégé, les résultats n'aient été
excellents. Chez les deux premiers, l'irido-cyclite coïn-
cidait avec des kératites chroniques, les membranes profondes de l'œil étant intactes. Les douleurs ont disparu
définitivement sans autre traitement que l'arrachement
du nasal.

Dans l'observation 60, il est question d'une irido-cyclite
chronique, survenue pendant la ménopause, sans lésions
de l'appareil sensoriel. L'arrachement du nasal amène
d'abord une légère amélioration, suivie bientôt après d'une
guérison complète. Il serait peu raisonnable de revendi-
quer ce résultat pour les pointes de feu sus-orbitaires,
pratiquées à cette époque, car, déjà avant leur emploi,
l'amélioration était sensible. Elles ont pu, tout au plus,
hâter la terminaison favorable.

Enfin l'observation 61 est plus instructive encore que
les trois précédentes. Il s'agit d'une blessure de l'œil avec
issue de la substance cristallinienne et irrido-cyclite traumatique consécutive ; l'iris fait hernie dans la plaie scléro-
ticale ; le malade souffre extrêmement. L'arrachement du

nasal supprime les douleurs avec la plus grande rapidité.

A ces quatre faits, recueillis dans la clinique du professeur Badal, nous avons le vif plaisir d'ajouter les deux
observations de MM. Gillet de Grandmont (1) et Brière (2).
Dans les deux cas, malgré l'intensité des douleurs ciliaires, la guérison a été immédiate. Chez l'une de ces
malades, l'iridectomie avait été impuissante ; pour toutes
les deux la question de l'énucléation se posait. Après l'arrachement du nasal, les opérées, complètement débar-
rassées de leurs douleurs, purent reprendre leurs travaux
ordinaires. Nous pensons que rien ne saurait ajouter à cette
démonstration doublement éloquente. Aux guérisons que
nous venons de rapporter, nous pourrions joindre encore
un succès obtenu par M. Giraud-Tulon dans des circonstances analogues ; nous savons que cet éminent ophtal-
mologiste se propose de publier dans tous ses détails cette
intéressante observation.

De cette première série d'observations découle cette
conclusion incontestable, à savoir que dans les douleurs
ciliaires accompagnant l'irido-cyclite aiguë ou chronique
sans lésions du nerf optique ni des membranes profondes
de l'œil, dans l'irido-cyclite traumatique notamment, l'arrachement du nasal est une opération excellente et qu'il
faut toujours tenter.

Passons en revue maintenant les données fournies par la
clinique sur les autres formes de douleurs ciliaires. Ces
douleurs peuvent être la conséquence d'une foule de lésions
oculaires graves, aiguës ou chroniques. On peut d'avance
prévoir que les cas étant beaucoup plus complexes, le
succès de l'opération est beaucoup moins certain. Ici,

---

1. Gillet de Grandmont, *Journal de médecine de Paris*, 1883, p. 273.
2. Brière (du Havre), Th. Amanieu, 1883, Bordeaux.

comme précédemment, nous commencerons par fournir des arguments cliniques.

Obs. 64. — Marie A.... domestique, trente-cinq ans, a eu à droite, il y a six mois, une ophtalmie purulente, communiquée par un enfant nouveau-né. De ce côté, staphylôme total de la cornée, devenue tout à fait opaque. Perte absolue de la vision. La cornée fait une saillie en forme de cône, de un demi centimètre.

Depuis deux mois, et surtout depuis quinze jours, la malade éprouve des douleurs violentes, revenant par crises et aux mêmes heures. Irido-cyclite aiguë. Tension du globe légèrement augmentée.

De tous les nerfs de l'orbite, le nasal étant le plus douloureux, on pratique l'arrachement de ce nerf (9 avril). Les douleurs disparaissent pour revenir quelques jours après.

Le 22 avril, arrachement du sous-orbitaire. Les douleurs persistent. Paracentèse; pas d'amélioration.

Obs. 65. — Dominique L..., cinquante-neuf ans, cultivateur, atteint de larmoiement ancien de l'œil gauche. En mars 1883, kératite à hypopyon. Staphylôme opaque de la cornée, qui est vascularisée dans toute son étendue et devenue très conique.

Cet homme n'a pas souffert jusqu'au commencement de septembre; à cette époque se développent des douleurs très vives, revenant par accès, chaque semaine. Le malade souffre constamment et ne dort pas.

Au moment de son entrée à l'hôpital Saint-André, le 18 octobre, les phénomènes douloureux sont plus vifs que jamais. Injection du globe de l'œil, larmoiement abondant, hémicranie très vive.

22 octobre. — Arrachement du nasal.

A peine l'opération est-elle faite, que les douleurs disparaissent. Le malade dort la nuit suivante.

La plaie opératoire se réunit par première intention.

Pendant un mois, le malade ne souffre plus, mais l'injection du globe et sa tension persistent.

Les douleurs reparaissent, et le 8 novembre, M. Badal pratique l'énucléation du globe.

Obs. 66. — Mademoiselle X..., trente ans, sans profession.

Des deux côtés, myopie, amblyopie, névrite. Choroïdite séreuse avec décollement rétinien très limité. Acuité visuelle inférieure à 1/10ᵉ. Ataxie fruste.

Le 19 avril, arrachement du nasal, œil gauche. Quelques jours après, amélioration manifeste $V = 1/10^e$.

Le 1ᵉʳ mai, arrachement du nasal, œil droit. Quinze jours après, pas d'amélioration sensible. Depuis lors, état stationnaire.

Obs. 67. — Jean S..., soixante-six ans, s'aperçoit depuis plusieurs années que sa vue décline. Peu de souffrances. A droite, perte absolue de la vision ; à gauche, compte difficilement les doigts à 30 centimètres.

A son entrée à la clinique, on constate à gauche : névrite optique avec légère excavation et dureté du globe ; à droite, même état avec œdème péripapillaire. Après plusieurs semaines de traitement médical, M. Badal se décide à pratiquer l'arrachement du nasal externe de chaque côté.

Deux mois après, pas d'amélioration de la vue à droite ; mais à gauche, amélioration notable. Le malade compte les doigts à plus de 2 mètres.

Il est facile de remarquer que dans ce dernier groupe d'observations, le résultat a toujours été incomplet ou passager. Chez le malade de l'observation 65, le bénéfice immédiat de l'opération fut des plus remarquables. Le malade éprouve séance tenante, un grand soulagement quelques minutes après, ses douleurs, jusque-là très vives, étaient complètement supprimées. Mais ce résultat inespéré ne tarda pas à disparaître ; un mois après, les phénomènes douloureux étaient revenus avec leur intolérable violence. Pour en venir à bout, on dut pratiquer l'énucléation du globe.

Les mêmes considérations s'appliquent au malade de l'observation 64. L'opération est d'abord suivie d'une disparition complète des douleurs, qui reparaissent bientôt aussi violentes qu'auparavant.

Un autre malade présentait avec des douleurs ciliaires, une choroïdite séreuse, un décollement rétinien, une ataxie au début. L'insuccès fut à peu près complet. Il en fut de même au moins pour l'œil droit, chez celui qui présentait de la neuro-rétinite avec œdème péripapillaire.

Chez ces deux derniers opérés, on recherchait moins la suppression de la douleur que l'amélioration de la vision. Le résultat a été médiocre, ce qui s'explique très bien par la nature et l'étendue des désordres anatomiques.

Lorsque la suppression de la douleur n'a été que passagère, la valeur de l'arrachement du nasal n'en a pas moins été très évidente, car, dans certains cas, les accidents douloureux ne se sont reproduits qu'au bout de quelques semaines.

Ces derniers faits (obs. 64, 65) plaident en faveur de l'hypothèse émise plus haut touchant la rupture des fibres qui constituent la racine sensitive du ganglion ophtalmique. Sans trop nous aventurer en dehors des faits cliniques et nous attacher à des explications toujours faciles à contester, ne peut-on pas supposer que la reproduction de la douleur résulte de la régénération des filets nerveux. La rupture de la racine sensitive peut être incomplète et le faible éloignement des extrémités nerveuses permettre la reproduction, maintenant bien connue, des tubes conducteurs.

Au total et en résumé, dans les dix observations qui précèdent, l'élément douleur a toujours été victorieusement combattu par l'arrachement du nasal. Dans les deux dernières observations, les phénomènes douloureux n'occupaient que le second plan. Ils ont disparu, mais les troubles de la vision ont persisté ou à peu près, et, de ce côté-là, l'opération dont nous parlons a été presque impuissante.

A ces dix faits d'arrachement du nasal pour douleurs ciliaires, il nous est permis d'ajouter un grand nombre d'observations inédites qui nous ont été obligeamment communiquées par M. Badal. Nous les ferons suivre de quelques observations personnelles recueillies dans le service de ce professeur pendant que nous avions l'honneur de le suppléer à l'hôpital Saint-André de Bordeaux.

Obs. 68. — A..., Pierre, cinquante ans, Bordeaux, carrier. Irido-cyclite aiguë, O. G, suite d'extraction de cataracte il y a trois mois. Le malade était à peu près guéri, lorsqu'une contusion fut le point de départ d'accidents qui débutèrent par des hémorrhagies. T + 1. — Arrachement du nasal O. G, 15 janvier 1884. Le malade souffre encore pendant quelques jours.

Phlegmon de la plaie qui s'étend à l'autre moitié de la face. Les accidents inflammatoires disparaissent rapidement, et, à partir du huitième jour, tout rentre dans l'ordre. Demi-succès.

Obs. 69. — M..., Antoine, quarante-trois ans, Dordogne, journalier. Atrophie de l'O. G. Moignon très sensible. Irido-cyclite. Souffre beaucoup.

4 février 1884, arrachement du nasal O. G. Les douleurs oculaires cessent le cinquième jour. Le malade sort de l'hôpital le 15 février, ayant encore quelques douleurs péri-orbitaires. Le 3 mars, il revient avec un moignon très sensible.

Obs. 70. — F..., Pauline, vingt-sept ans, Bordeaux, commise.

A l'âge de douze ans, ophtalmie suivie de perforation et d'atrophie du globe oculaire O. G. Moignon sensible à la pression. De temps en temps quelques douleurs périorbitaires. Migraines violentes surtout au moment des menstrues.

Arrachement du nasal O. G. Très bon résultat

Obs. 71. — P..., quarante ans, ex-notaire, (Gironde). Atrophie tabétique des nerfs optiques remontant à six mois à gauche et à trois ans à droite. Il y a quatre ans, paralysie incomplète de la troisième paire droite avec mydriase qui depuis a disparu. Douleurs lancinantes depuis quatre ans. Aujourd'hui elles ont beaucoup diminué. Syphilis en 1872. Actuellement ne distingue même plus les mouvements de la main O. G. Cécité absolue à droite.

Arrachement du nasal O. D, le 11 février 1884. Sort le 3 mars. Les accidents douloureux ont complètement disparu.

Obs. 72. — B..., François, soixante-cinq ans, Saintes (Charente-Inférieure), cultivateur.

Atrophie de l'œil gauche à la suite d'une opération de cataracte, il y a six mois. Moignon sensible et injecté. Arrachement du nasal O. G, 16 février 1884. Dès le second jour, le moignon n'est plus sensible et l'injection diminue.

Obs. 73. — V..., Eugène cinquante-huit ans, Cognac, menuisier. Kératite ulcéreuse, cornée infiltrée, douleurs périorbitaires. Paracentèse et traitement médical insuffisants. Le 18 février 1884, arrachement du nasal O. G. Depuis le jour de l'opération, l'ulcère est en voie de cicatrisation. Sort le 28 avec un état très sensiblement amélioré.

Obs. 74. — L..., Pétronille, soixante-quatre ans, Saint-Emilion (Gironde). Glaucome chronique double. Excavation marquée O. D., qui présente des troubles du cristallin plus marqués qu'à gauche. Douleurs ciliaires. Ne compte plus les doigts à droite, à gauche les compte à 4 mètres.

Arrachement du nasal O. G., 18 juin 1884. Ne souffre plus d'aucun œil et compte les doigts à 3 mètres.

Obs. 75. — M..., soixante et un ans, Aiguillon (Lot-et-Garonne). Sarcome de la choroïde O. D. Décollement de la rétine. Douleurs glaucomateuses très intenses.

Arrachement du nasal. Diminution très notable des douleurs.

Obs. 76. — B..., trente-quatre ans, Villeneuve-sur-Lot (Lot-et-Garonne). Ophtalmie O. G. Douleurs très violentes. Arrachement du nasal O. G, 25 juin 1884. Sort de l'hôpital avec grande amélioration.

Obs. 77. — B..., Jean, cinquante-six ans, (Deux-Sèvres). Mécanicien. Cataracte traumatique opérée avec la curette O. G. Douleurs ciliaires violentes avec rougeur de la conjonctive palpébrale et oculaire. Arrachement de nasal O. G, 13 août 1884. Le malade ne souffre plus, et la rougeur ainsi que la tension disparaissent. Guérison complète.

Obs. 78. — L..., dix-neuf ans, ferblantier. Bordeaux. Blessure de l'O. D, par un éclat de capsule, il y a deux mois. Irido-cyclite. Douleurs ciliaires très vives. Perte de la vision T + 1. Arrachement du nasal O. D.

27 octobre 1884. — Les douleurs persistent néanmoins très vives les premiers jours. La présence d'un corps étranger dans l'œil fait qu'on se décide à une énucléation.

Obs. 79. — L..., Françoise, cinquante et un ans, tailleuse, Haute-Garonne. — Kératite ulcéreuse O. D, avec enclavement de l'iris. Douleurs ciliaires. Arrachement du nasal O. D. L'injection du globe et les douleurs ciliaires diminuent presque aussitôt. L'ulcère tend à se cicatriser. Très bon ré-sultat.

Obs. 80. — B..., Marie, trente ans, cuisinière. Rupture de la sclérotique O. G, par éclat de porcelaine. La plaie se cicatrise; mais quelques temps après, douleurs ciliaires et menaces d'ophtalmie sympathique O. D. Arrachement du nasal O. G, 30 janvier 1885.

Les douleurs cessent complètement. Bon résultat tout d'a-bord. Au bout de deux mois, nouvelles menaces d'ophtalmie sympathique. Enucléation O. G.

Obs. 81. — B..., Bernard, trente-cinq ans, commissionnaire, Bordeaux. Glaucome absolu des deux côtés avec crises sur-aiguës à D. T. + 3. Douleurs ciliaires très intenses. Arrache-ment du nasal O. D, 6 mars 1885. Succès complet. Les dou-leurs ciliaires cessent dès le lendemain de l'opération. Quitte l'hôpital le 11 mars, ne souffrant plus.

Obs. 82. — T..., Jean, trente-six ans, cocher, Plazac (Dor-dogne). Blessure de l'O. D, par éclat de capsule, il y a dix-sept ans. Cataracte. Iridectomie. Cyclite récente avec phénomènes glaucomateux, T + 1. Douleurs ciliaires très fortes. Arrache-ment du nasal O. D, dans l'espoir d'éviter une énucléation, 27 mars 1885.

Le jour même, le malade cesse de souffrir, et quelques jours après il quitte l'hôpital sans aucune sensibilité du globe.

Obs. 83. — M..., Marie, soixante-dix ans, cultivatrice, Landes. Moignon douloureux, O. D. Irido-choroïde O. G. Troubles du corps vitré. Perte presque absolue de la vision. Arrachement du nasal O. G, 13 juillet 1885.

Les troubles du corps vitré disparaissent peu à peu. Le malade compte les doigts à 1 mètre. Sort le 24 juillet avec un moignon encore douloureux, mais les troubles du corps vitré ont totalement disparu.

Obs. 84. — O..., cinquante-trois ans, Bordeaux.

Atrophie du globe. Moignon douloureux O. G. Ophtalmie sympathique, O. D, depuis huit jours. Choroïdite séreuse. Troubles du corps vitré. Arrachement du nasal, O. G, 15 juillet 1885.

A partir du jour de l'opération, amélioration progressive. Le 24 juillet la vision est normale pour l'O. G, les troubles du corps vitré ont disparu. Quant à l'O. D, le moignon n'est plus douloureux. Succès complet.

Obs. 85. — Pierre B..., cinquante et un ans, Saint-Denis-de-Piles (Gironde).

Entré à l'hôpital Saint-André le 4 août 1885, pour une kératite ulcéreuse consécutive à un zona ophtalmique O. D. Les douleurs ciliaires étant très fortes et la cornée étant sur le point d'être perforée, on fait une paracentèse qui n'améliore pas l'état du malade.

Quelques jours après, on fait une seconde paracentèse qui ne donne encore aucune amélioration.

Suppléant en ce moment le professeur Badal, nous faisons l'arrachement du nasal du côté droit. Le jour même de l'opération, les douleurs cessent, et dès le lendemain l'ulcération de la cornée tend à la cicatrisation.

Quinze jours après, le malade sortait absolument guéri de ses douleurs et de son ulcération cornéenne. Il serait sorti bien avant de l'hôpital si un érysipèle de la face et du cuir chevelu n'était venu compliquer son état (Personnelle).

Les faits sont donc patents et indéniables. Que si maintenant on nous demande de les expliquer, nous ne chercherons pas à dissimuler notre embarras. Nous nous contenterons de faire remarquer qu'en arrachant le nasal on agit directement sur le filet sensitif du ganglion ophtalmique, véritablement centre de la sensibilité de l'œil. Il n'est peut-être pas impossible que par cette opération on

aille rompre les fibres nerveuses assez loin pour supprimer
du même coup la racine sensitive du ganglion.

Quoi qu'il en soit, dans un bon nombre de cas, la guérison a été instantanée et s'est maintenue un temps assez
long pour qu'on soit autorisé à admettre un succès définitif. Tous les malades opérés à la clinique n'ont quitté
l'hôpital qu'un certain nombre de jours (quinze en
moyenne) après leur opération ; de plus, et ceci est capital,
ils appartiennent à la clientèle hospitalière, habitent
presque tous la ville de Bordeaux, si bien que ceux chez
qui l'affection a récidivé n'ont point manqué de revenir
demander des soins à M. Badal ; sans doute il nous
a été impossible de tous les suivre, mais tous les jours
M. Badal, ses élèves, ou moi-même nous avions, pour un
motif ou un autre, l'occasion de les revoir et de constater
leur guérison.

Comme les dix premières observations (de 57 à 66) d'arrachement pour douleurs ciliaires, observations publiées
dans la thèse de M. Amanieu (1) ou dans les travaux déjà
indiqués de M. Badal, celles qui sont inédites ne se sont pas
toutes heureusement terminées. Comme on a pu le voir,
on a dû quelquefois recourir à l'énucléation, ou bien il
n'y a eu qu'une amélioration passagère.

Les cas suivis d'insuccès concernaient en général
des malades atteints de lésions graves de l'œil, traumatiques ou pathologiques ; quelquefois cependant les lésions occasionnant les douleurs ciliaires paraissent peu
graves, et cependant l'arrachement donne un résultat nul.

Il est difficile de prédire d'avance le résultat de l'opération ; le mieux est de la tenter, les malades l'accepteront

---

1. Amanieu, *loc. cit.* et Badal, Annales d'oculistique, 1882 et 1883.

avec reconnaissance, puisqu'il s'agit en somme pour eux d'éviter l'ablation du globe oculaire.

Quelques faits particulièrement curieux méritent une mention spéciale; ce sont ceux dans lesquels l'arrachement du nasal a arrêté court une lésion destructive, une inflammation ulcérative de la cornée. Les observations 17, 73, 82, 85, sont des plus instructives à ce point de vue. Mais jamais le résultat n'a été aussi net, aussi évident, que dans l'observation 85, qui nous est personnelle. Il s'agissait d'un homme entré à l'hôpital Saint-André pour un zona ophtalmique avec ulcération menaçante de la cornée. Pendant quelques jours, cet homme fut soigné ailleurs que dans les salles d'ophtalmologie provisoirement en réparation ; quand il fut évacué sur la clinique, le zona ophtalmique avait disparu; l'œil droit était malade et présentait avec une tension évaluée à $T + 1$, de graves désordres inflammatoires.

Paracentèses, traitement antiphlogistique (pointes de feu sur l'ulcére cornéen) n'amenèrent aucun résultat. Dans les premiers jours de septembre, arrachement du nasal et guérison rapide. Nous avons revu le malade ces jours-ci : il n'a plus qu'une taie, cicatrice de l'ulcération cornéenne ; la vision est bonne et deviendra excellente par une iridectomie optique. A l'arrachement du nasal, il doit d'avoir conservé son œil.

C'est, en effet, le grand avantage de l'arrachement du nasal de pouvoir éviter au malade l'ennui de l'énucléation lorsque celle-ci paraît indiquée. L'opéré de notre observation 84 lui doit la conservation de son globe oculaire.

Les observations inédites que M. Badal a mises à notre disposition concernaient également un certain nombre d'individus chez lesquels l'énucléation s'imposait et qui sont sortis guéris de l'hôpital, conservant leur œil grâce à l'intervention chirurgicale.

En parcourant les pages précédentes, le lecteur comprendra notre conviction et la partagera.

Rangées ainsi les unes à la suite des autres, prises exactement sur le registre de la clinique écrit lui-même au jour le jour, ces observations traduisent fidèlement ce qui se passe dans le service ophtalmologique de Bordeaux. On y voit combien facilement les malades acceptent cette opération et les résultats généraux qu'elle donne.

C'est là vraiment une statistique intégrale, continue, portant sur tous les faits observés dans un même service pendant une période déterminée.

Elle est autrement probante que si elle ne réunissait que des faits épars, généralement heureux; car ce sont les succès qu'on trouve surtout en abondance dans les publications périodiques.

Pour garder aux faits de M. Badal toute leur valeur, nous ne les avons mélangés à aucun autre; la série continue de ces arrachements dans le glaucome et dans les douleurs ciliaires résume une partie de la pratique chirurgicale de l'hôpital Saint-André, et montre sous un jour distinct un coin de la clinique de Bordeaux.

La lecture de ces quatre-vingt-quatre observations est forcément fastidieuse, et dans un mémoire comme celui-ci elles paraîtront sans doute fort encombrantes; nous espérons cependant qu'on nous pardonnera de leur avoir accordé quelque attention. Tels qu'ils sont, réunis en masse, ces faits possèdent une puissance de démonstration qu'un clinicien ne peut dédaigner. De plus, ils sont presque tous inédits, quelques-uns nous sont personnels; c'est à la fois le motif et l'excuse de notre insistance.

b· *Nerf maxillaire supérieur*

L'élongation a été faite seize fois, dont cinq guérisons suivies plus de deux mois, quatre guérisons sans qu'il soit fait mention du temps pendant lequel le malade a été suivi, une guérison suivie moins de deux mois, deux améliorations passagères et trois insuccès.

Ces observations sont reproduites dans le tableau A, (Nerf sensitif, b. maxillaire supérieur).

Il suffit de leur juxtaposer les cas de section ou de résection du nerf sous-orbitaire. Un grand nombre de ces résections sont reproduites dans le livre classique de Létiévant. Nous nous contenterons de les indiquer en donnant le résultat obtenu; nous y ajouterons en abrégé un certain nombre de faits qui n'avaient pas encore été réunis.

Voici d'abord les faits reproduits par Létiévant.

Obs. 86. — Michel (*Thèse de Faucon*), Strasbourg, 1869. Section du sous-orbitaire. Guérison complète suivie pendant neuf ans.

Obs. 87. — Schuh (*Journal hebdomadaire de Vienne*, 1853). Résection du sous-orbitaire. Guérison constatée neuf ans après.

Obs. 88. — Bœckel (Mire, *Thèse de Strasbourg*, 1863). Résection du sous-orbitaire dans une longueur de 20 à 25 millimètres. Guérison constatée sept ans après.

Obs. 89. — Hergott (*Gaz. méd. de Strasbourg*, 1855, et *Thèse de Faucon*). Résection du nerf sous-orbitaire. Guérison constatée sept ans après.

Obs. 90. — *Gaz. méd. de Strasbourg*, 1855. Résection du sous-orbitaire; guérison constatée sept ans après.

Obs. 91. — Wagner (*Arch. de Langenbeck*). Résection de treize lignes du nerf sous-orbitaire avec incision du plancher de l'orbite. Guérison complète constatée après six ans et demi.

Obs. 92. — Wagner (*Arch. de Langenbeck* et *Thèse de Faucon*). Résection du nerf sous-orbitaire dans une longueur de douze lignes. Guérison constatée quatre ans après.

Obs. 93. — Wagner (*Thèse de Faucon*). Résection de quinze lignes du nerf sous-orbitaire. Guérison constatée après trois ans et demi.

Obs. 94. — Schuh (*Journal hebdomadaire de Vienne*, 1853). Résection d'un centimètre du nerf sous-orbitaire. Guérison constatée cinq ans après.

Obs. 95. — Wagner (*Thèse de Faucon*). Résection du nerf sous-orbitaire dans une longueur de seize lignes. Guérison constatée deux ans et trois mois après l'opération.

Obs. 96. — Roux (*Union médicale*, 1852). Résection du sous-orbitaire. Guérison constatée huit mois après.

Obs. 97. — Langenbeck (*Thèse de Faucon*). Résection du nerf sous-orbitaire d'une longueur de trois quarts de pouce. Guérison constatée trois mois après.

Obs. 98. — Rouge (*Bulletin de la Soc. méd. de la Suisse romande*, 3e année, Lausanne, 1869). Résection du nerf sous-orbitaire dans une longueur de 5 à 6 millimètres. Guérison constatée après trois mois.

Obs. 99. — Gherini (*Comptes-rendus de la Société de chir.*, séance du 24 juin 1864). Section du sous-orbitaire. Guérison au bout d'un an.

Obs. 100. — Wagner (*Arch. de Langenbeck* et *Tableaux de Faucon*). Résection du nerf sous-orbitaire dans une longueur de quinze lignes. Guérison, puis légère récidive au bout de trois ans et demi.

Obs. 101. — Wagner (*Thèse de Faucon*). Résection du nerf sous-orbitaire dans une longueur de 16 lignes. Grande amélioration.

Obs. 102. — Langenbeck (*Deutsche Klinick* et *Gaz. hebd.*, 1860, et *Thèse de Faucon*). Résection de trois quarts de pouce du nerf sous-orbitaire. Grande amélioration constatée un an après.

Obs. 103. — Patruban (*Journal hebdomadaire de Vienne*, 1853, et *Thèse de Faucon*). Résection de 13 lignes du nerf sous-orbitaire. Soulagement immédiat.

Obs. 104. — Wagner (*Arch. de Langenbeck* et *Thèse de Faucon*).

Résection d'une longueur de 18 lignes du nerf sous-orbitaire.
Amélioration.

Obs. 105. — Wagner (*Thèse de Faucon*). Résection du sous-orbitaire droit d'une longueur de 11 lignes. Amélioration, puis récidive.

Obs. 106. — Bérard (*Dictionnaire* en 30 vol.). Résection du sous-orbitaire dans une longueur de 4 lignes. Amélioration, puis récidive au bout d'un an.

Obs. 107. — Wagner (*Arch. de Virchow* et *Thèse de Faucon*). Résection de 11 lignes du nerf sous-orbitaire. Amélioration, puis récidive au neuvième mois.

Obs. 108. — Wagner (*Thèse de Faucon*). Résection du sous-orbitaire. Guérison neuf mois, puis récidive.

Obs. 109. — Wagner (*Arch. de Virchow*, 1856, et *Thèse de Mire*, Strasbourg, 1863). Amélioration, et quatre mois après récidive.

Obs. 110. — Follin. Résection du sous-orbitaire. Soulagement immédiat, puis récidive trois mois après.

Obs. 111. — Sédillot. Résection du sous-orbitaire. Soulagement momentané, puis récidive au bout de quelques mois.

Obs. 112. — Roux (*Union médicale*, 1852). Résection du sous-orbitaire. Insuccès.

Obs. 113. — Létiévant. Section du nerf sous-orbitaire. Insuccès.

Obs. 114. — Wagner (*Arch. für Klinische chirurgie*, Langenbeck, vol. XI, et *Thèse de Faucon*). Résection du nerf sous-orbitaire dans une longueur de 4 lignes. Douleur immédiatement calmée, mais complications opératoires et mort.

Aux observations de Létiévant nous ajoutons en résumé les faits suivants qui n'ont pas encore été réunis :

Obs. 115. — Lowen (*Revue Hayem*, 1878, t. XII, p. 686). Femme de cinquante-cinq ans. Névralgie violente siégeant sur le trajet du maxillaire supérieur. Résection du nerf par la méthode ostéoplastique. Guérison complète; malade suivie pendant six mois.

Obs. 116. — Tillaux. Femme de trente et un ans. Névralgie

sous-orbitaire rebelle, datant de onze ans. Extraction des dents sans succès, résection par le procédé de Tillaux. Guérison complète constatée après sept ans (*Soc. de chirurgie*, t. III, p. 416, 13 juin 1877).

Obs. 117. — Schuh (*Thèse de Mire*, Strasbourg). Femme. Névralgie faciale rebelle avec summum d'intensité douloureux au niveau du sous-orbitaire. Résection du sous-orbitaire. Guérison complète constatée encore après cinq ans.

Obs. 118. — Jules Roux (*Union médic.*, 1852). Homme, soixante-neuf ans. Névralgie faciale ; d'abord le nerf sous-orbitaire fut pendant plusieurs années le seul affecté. Maladie s'étend ensuite au frontal, à l'auriculo-temporal, au mentonnier. Résection du sous-orbitaire. Guérison complète. Malade suivi pendant huit mois.

Obs. 119. — Jules Roux (*Union méd.*, 1852). Femme, vingt-cinq ans. Névralgie faciale rebelle datant de cinq ans. Résection du sous-orbitaire, puis du sous-mentonnier. Guérison complète. Malade suivie pendant six mois.

Obs. 120. — Nicaise (*Gaz. des hôpitaux*, 8 décembre 1881). Quarante-quatre ans. Névralgie sous-orbitaire remontant à trois ans et demi. Résection du nerf sous-orbitaire, procédé Wagner-Létiévant. Guérison complète. Maintenue après plus d'un an.

Obs. 121. — Ed. Schwartz (*Thèse Michon*, Paris, 1882, p. 54). Soixante et un ans. Névralgie sous-orbitaire remontant à onze ans. Résection du nerf sous-maxillaire procédé, Wagner-Létiévant. Guérison complète, dure encore après quatorze mois.

Obs. 122. — Pozzi (*Soc. de chirurgie*, 1882, p. 796). Soixante-dix ans. Névralgie sous-orbitaire datant de neuf ans. Résection par le procédé Wagner-Létiévant. Guérison complète, dure encore après quinze mois.

Obs. 123. — Carl Fieber (*Revue Hayem*, 1878). Homme, quarante et un ans. Névralgie faciale depuis dix ans, intéressant le sous-orbitaire et le dentaire inférieur à gauche. Résection de un centimètre et demi du nerf sous-orbitaire. Guérison pendant deux années, ensuite récidive légère du côté droit.

Obs. 124. — Thomas Chavasse (*Medic. Transact.*, 1884). Névralgie rebelle du trijumeau. Excision du ganglion de Meckel avec un centimètre et demi du nerf. Guérison.

Obs. 125. — Thomas Chavasse (*Med. chirurg. Transactions*, 1884). Homme, cinquante ans. Névralgie très rebelle du trijumeau. Résection du ganglion de Meckel, méthode de Carnochan, excision d'un centimètre et demi du nerf maxillaire supérieur avec le ganglion. Guérison, hémorrhagie assez abondante.

Obs. 126. — Fowler (*The med. Record*, 1884). Homme, soixante-trois ans. Tic douloureux de la face empêchant depuis six semaines tout sommeil. Résection du ganglion de Meckel par le procédé de Carnochan. Le tic disparaît complètement. Ce malade n'ayant pas été suivi, l'observation n'a pas grande valeur.

Obs. 127. — Terrillon (*Soc. de chirurgie*, 1881, p. 129). Malade de trente-quatre ans. Névralgie du nerf sous-orbitaire remontant à trois ans. Résection du nerf par le procédé Wagner-Létiévant. Guérison complète, malade suivi pendant deux ans.

Obs. 128. — Marchand, (*Soc. de chirurgie*, 1882, p. 811). Névralgie rebelle diffuse, ayant résisté à l'excision des nerfs sous-occipitaux. Résection du sous-orbitaire d'une longueur de 1 centimètre. Anesthésie sur le territoire du nerf enlevé, mais pas d'amélioration.

Obs. 129 à 133. — Lucke (*Centralblatt für Chirurgie*, 1882, n° 16). Cinq observations. Névralgie du trijumeau. Résection du nerf maxillaire supérieur. 2 guérisons, 2 récidives très atténuées, 1 récidive passagère.

Obs. 134. — Gross (*American Journal of med. sciences*, 1883, t. LXXXV). Névralgie du trijumeau. Excision du nerf maxillaire supérieur. Guérison.

Obs. 135. — Dumont (*Deutsch. Zeitschrift für Chirurgie*, 1883, v. XIX. Névralgie du sous-orbitaire. 1° Résection du nerf; 2° Deuxième résection. Après la première opération, guérison maintenue un an ; après la deuxième, guérison complète. Le malade a été suivi pendant huit ans.

Obs. 136. — *Id.* (*Ibid.*). Homme. Névralgie double du nerf sous-orbitaire. En 1872, résection des deux côtés. Guérison maintenue un an. Depuis, les accès sont revenus.

Obs. 137. — Dumont (*Deutsch. Zeitchrift für chirurgie*, 1883, v. XIX). Névralgie du nerf orbitaire inférieur gauche. Résection.

Guérison maintenue pendant deux ans jusqu'à la mort du malade.

Obs. 138. — *Id.* (*ibid.*). Névralgie du nerf sous-orbitaire droit. Résection dans l'étendue d'un centimètre et demi. Guérison constatée après vingt et un mois. On voulait d'abord pratiquer l'élongation, mais le nerf se rompit.

Obs. 139. — Heustis (*Med. News*, Philadelphie, 1883, 8 décembre). Homme de soixante-dix ans. Névralgie faciale très vive des deux côtés intéressant les parties supérieures et inférieures de l'orbite; opération de Carnochan, extirpation du ganglion de Meckel. Guérison immédiate constatée deux ans après.

Pour bien apprécier la valeur clinique comparée de l'élongation et de l'excision, il est bon de mettre en regard non seulement les résultats obtenus, mais encore la durée de ces résultats. C'est pour atteindre ce but que nous avons établi les colonnes suivantes.

ÉLONGATION.	RÉSECTION.
2 observations avec guérison suivie, 3 ans.	2 observations avec guérison suivie, 9 ans.
1 obs. avec guérison suivie, 3 mois.	1 — — 8 —
2 obs. avec guérison suivie, 2 mois.	4 — — 7 —
1 obs. avec guérison suivie, 1 mois.	1 — — 6 — 1/2
5 obs. avec guérison d'une durée non déterminée.	3 — — 5 —
1 obs. avec amélioration, d'une durée non déterminée.	1 — — 4 —
1 obs. avec amélioration, puis récidive au bout d'un an.	1 — — 3 — 1/2
3 obs. avec insuccès.	1 — — 2 — 3 m.
	3 — — 2 —
	1 — — 21 mois.
	1 — — 15 —
	1 — — 14 —
	2 — — 1 an.
	2 — — 8 mois.
	2 — — 6 —
	2 — — 3 —
	1 obs. avec guérison suivie, 3 ans 1/2 ⎫
	1 — 2 — ⎬ puis récidive.
	1 — 1 — ⎭
	6 obs. de guérison d'une durée non détermin.
	1 obs. d'amélioration suivie, 1 an.
	1 — 1 an ⎫
	1 — 9 mois ⎪
	1 — 4 — ⎬ puis récidive.
	1 — 3 — ⎪
	1 — qq. m. ⎭
	3 obs. d'amélioration d'une durée non déterm.
	4 obs. d'amélioration à durée non déterminée, puis récidive.
	4 obs. avec insuccès.

Une pareille étude est aride et ennuyeuse; mais aucun raisonnement n'aurait entraîné la conviction comme ces deux colonnes juxtaposées. Ce parallèle n'a pas besoin de long commentaire. L'élongation donne des résultats assez bons, mais très inférieurs à ceux que donne la résection.

Peut-être serait-on tenté de porter l'élongation jusqu'à l'arrachement, comme pour le nerf nasal. Ce serait une témérité; car c'est surtout pour le nerf sous-orbitaire qu'il faut avoir bien présent à l'esprit la judicieuse remarque de

Nicaise[1] sur les dangers de l'élongation des nerfs crâniens, étant donné la courte distance qui sépare le point
élongé de l'encéphale.

En ce qui concerne le nasal, le danger de l'arrachement
est nul, le filet nerveux très grêle se rompant avant que la
traction ait pu retentir sur les racines encéphaliques, mais
il est loin d'en être de même pour le sous-orbitaire, nerf
très volumineux, dont le trajet est assez direct et dont la
rupture nécessite une force de 6 à 8 kilogrammes.

L'opération de choix pour la névralgie sous-orbitaire est
donc la résection. C'est à tort que certains auteurs, Blum[2]
en particulier, ont insisté sur les dangers de cette opération
qui n'en entraîne véritablement aucun. Sans doute la
section de ce nerf dans son canal sous-orbitaire expose à
une hémorrhagie, mais celle-ci est insignifiante. Sans
doute aussi le tissu cellulaire de l'orbite peut suppurer,
mais c'est une véritable exception qui ne peut guère
survenir en dehors de l'oubli des règles listériennes.

Quant à l'ouverture du sinus maxillaire, que Tillaux a
pratiquée une fois intentionnellement, on doit l'imputer
à l'opérateur et non à l'opération, tant il est facile de
l'éviter.

Pour pratiquer la résection du sous-orbitaire, il n'est
pas indifférent d'avoir recours à tel ou tel procédé; car
ceux qui sont mis en usage n'ont pas la même valeur. Les
Allemands[3] (Lucke, Lossen) font d'abord la résection de
l'os malaire; cette complication est inutile. Le procédé
décrit par Létiévant, déjà infiniment meilleur, a été heureusement modifié par Tillaux à propos d'un cas bien connu.

1. *Société de chirurgie*, 1883.
2. Blum. — Rapport de Pozzi. — *Gazette médicale de Paris*, 1883.
3. Braun, *Centralblatt für chirurgie*, 1883, n° 16. Description du procédé
de Lucke.

C'est le manuel opératoire de ce chirurgien qui doit être adopté. Il nous paraît inutile et hors de saison d'en donner ici la description ; il suffit de l'indiquer.

Lorsque cette opération sera infructueuse, il sera permis d'avoir recours au procédé de Carnochan pour la résection du ganglion de Meckel qui souvent tient la névralgie sous sa dépendance. On sait que le chirurgien américain va à la recherche du ganglion sphéno-palatin à travers l'épaisseur du sinus maxillaire en défonçant sa paroi postérieure. Cette opération a certainement l'inconvénient d'entraîner un grave traumatisme, et d'être d'une exécution assez compliquée, mais les résultats qu'elle a donnés sont assez brillants pour la rendre recommandable dans les cas particulièrement rebelles.

Thomas Chavasse a publié dans les *Medico-chirurg. Transactions*, 1884, Bd 4, XVII, un travail très favorable à l'opération de Carnochan. Après avoir cité deux observations personnelles, ce chirurgien donne les chiffres suivants :

Depuis le cas de Carnochan, vingt-deux faits ont été consignés dans la littérature médicale ; cinq, guéris, remontent à plusieurs années ; sept ont été suivis de un à trois ans ; six résultats favorables persistent depuis plusieurs mois. Les renseignements manquent pour les autres observations. Il n'y a jamais eu d'accidents assez graves pour entraîner la mort (*Centralblatt für Chirurgie*, p. 431, 1885).

On doit néanmoins considérer l'ablation du ganglion de Meckel comme un moyen extrême ; dans les névralgies sous-orbitaires rebelles il faudra toujours commencer par réséquer le nerf du même nom.

c. — *Nerf maxillaire inférieur.*

C'est surtout le nerf dentaire inférieur qui est en jeu dans les névralgies de la troisième branche du trijumeau ; le lingual, l'auriculo-temporal, le nerf buccal, sont très rarement le siège principal de l'affection. Les autres branches sont presque exclusivement motrices (nerf masticateur de Longet), et par conséquent ne participent pas aux phénomènes douloureux.

Les chirurgiens ont pratiqué quatorze fois l'élongation du lingual et du dentaire inférieur.

Le tableau suivant permet d'embrasser d'un coup d'œil les résultats obtenus.

```
1 obs. avec guérison suivie        3 ans.
1      —              —           2 ans.
1      —              —          18 mois.
1      —              —           3 mois.
1      —              —           2 mois.
3 obs. avec guérison à durée non déterminée.
1 obs. avec amélioration pendant 4 mois, puis récidive.
1      —              —           3 mois, puis récidive.
1      —              —           1 mois, puis récidive.
1 obs. avec amélioration à durée non déterminée.
2 obs. avec résultat inconnu.
```

En dehors de quelques inflammations phlegmoneuses sans gravité très marquée, il n'y a pas eu d'accidents.

Le manuel opératoire de l'élongation du dentaire inférieur (faite onze fois) est assez compliqué ; mais on ne peut en faire un reproche à l'élongation, car l'excision du nerf nécessite des manœuvres tout aussi laborieuses. Le défaut de l'élongation consiste surtout dans la courte durée de la guérison, qui s'est souvent transformée en amélioration passagère. L'excision du nerf a donné au contraire des résultats excellents dans tous les cas, si bien que, pour le maxillaire inférieur comme pour le supérieur, la névrotomie paraît de beaucoup préférable à l'élongation, aussi bien par le nombre de ses succès que par la constance de ses résultats.

Le nerf lingual n'a pas été, que nous sachions, réséqué pour névralgie; tous les faits ont trait au dentaire inférieur, sauf celui de Saltzman et celui de Ledentu.

L'observation de Saltzman[1] concerne un ecclésiastique de soixante-cinq ans, atteint d'une névralgie très rebelle ayant résisté à la section sous-cutanée et à la résection du sous-orbitaire. L'excision du frontal et l'élongation de son bout central n'amenèrent qu'une amélioration sensible; trois semaines après, les douleurs revinrent et s'étendirent dans la région de l'orbiculaire des lèvres, puis gagnèrent l'œil et les ailes du nez. Saltzman fit l'élongation violente et la résection du nerf buccinateur. La guérison se fit régulièrement, et la douleur locale s'amenda de jour en jour, ainsi que l'état général qui avait été compromis par la longue durée de la névralgie. On observa quelques troubles de la motilité et une diminution notable de la sensibilité de la muqueuse buccale. Cinq semaines après l'opération, la guérison était encore parfaite.

Ledentu[2] a raconté à la Société de chirurgie l'histoire d'une femme atteinte de névralgie faciale, dont les mouvements de la mâchoire étaient très douloureux, et chez laquelle il réséqua le nerf auriculo-temporal. La guérison se maintint dix-huit mois, après quoi la névralgie récidiva, mais beaucoup moins douloureuse que la première fois; la malade mourut quelque temps après, d'une affection cardiaque.

1. Saltzmann, *Centralblatt für chirurg.*, 1882.
2. *Société de chirurgie*, 1884, p. 946.

La résection du nerf dentaire inférieur a été faite très souvent ; nous ne craignons pas de consigner ici le grand nombre d'observations qu'on va lire ; car, ce faisant, nous restons dans notre sujet qui consiste exclusivement à comparer l'élongation aux sections et résections nerveuses, afin de donner à cette première opération la place qu'elle mérite dans la pratique chirurgicale.

Obs. 140. — Savory (*Revue Hayem*, 1876, t. VII, p. 313). Homme, cinquante-trois ans, névralgie chronique, intéressant le trajet des nerfs dentaire inférieur et auriculo-temporal. Guérison complète. Le malade n'a été suivi que pendant quelques mois.

Obs. 141. — Gignoux, communiquée par Nicaise (*Soc. de chirurgie*, 1882, p. 813). Epilepsie larvée, douleurs extrêmement vives dans la sphère du nerf maxillaire inférieur droit. Résection à l'entrée dans le canal par Delore, accident nerveux particulier tenant à l'état cérébral du malade. Mort subitement dans le coma quelques heures après l'intervention chirurgicale.

Obs. 142. — Nicoladini (*Wien. med. Press.*, n° 27, 1882). Femme, vingt-cinq ans. Névralgie dentaire opiniâtre depuis quatre ans. Résection du nerf dentaire de la longueur d'un centimètre et demi. Trois jours après, guérison complète et définitive.

Obs. 143. — (*Id., ibid.*). Femme de quarante-sept ans. Névralgie du trijumeau. Tout d'abord excision suivie de succès du sous-orbitaire ; puis névralgie revient dans la sphère du dentaire inférieur. Résection du nerf dentaire. Douleurs disparaissent, mais reviennent quelque temps après.

Chez ces deux malades, les mouvements de la mâchoire ont été absolument conservés, malgré la section partielle du ptérygoïdien interne.

Obs. 144. — Gross (*American Journal of med. Science*, 1883, t. 85). Névralgie du trijumeau. Excision du nerf maxillaire inférieur. Guérison.

Obs. 145. — Francis Grant (*The Lancet*, 11 juillet 1884, t. 11,

p. 61). Homme de quarante-cinq ans. Névralgie du trijumeau très grave, intolérable, depuis vingt-trois ans. Toutes sortes de médications sans succès. Résection du nerf dentaire inférieur. Trois mois après résultat, maintenu très bon.

Obs. 146. — Seeparoviez (*Gaz. des Hôpitaux*, n° 357, 1875). Homme de cinquante ans. Névralgie du nerf maxillaire inférieur.

Névrotomie. Guérison complète maintenue pendant six mois. Suppuration assez longue de la plaie.

Obs. 147. — Warren (*Boston medical et chirurgical Journal*, 1830, in Létiévant, p. 205). Warren fait la section du nerf dentaire inférieur pour névralgie du trijumeau datant de dix ans, sur un vieillard de soixante-dix ans. Après avoir appliqué une couronne de trépan sur le maxillaire, au-dessous de l'échancrure sygmoïde, il enleva 12 millimètres du nerf ; la plaie se réunit par première intention et le malade guérit le neuvième jour. Warren rappelle ce fait vingt-trois ans après, et en parle comme d'une guérison définitive.

Obs. 148. — Denucé (*Mémoires et Bulletins de la Société de méd. de Bordeaux*, t. 4, p. 123, 1869). Névralgie très vive du trijumeau remontant à une vingtaine d'années. Denucé diagnostique : névralgie épileptiforme survenue à la suite de la blessure du nerf dentaire inférieur pendant l'avulsion d'une dent, et propose au malade la résection du nerf blessé. Avec le nerf, résection d'une partie du maxillaire inférieur. L'examen de la pièce montre que le nerf était comprimé par une tumeur siégeant dans le canal. Guérison complète.

Obs. 149. — Ghérini (*Soc. de chirurgie*, 1864). Névralgie du dentaire inférieur. Cautérisation au fer rouge. Guérison pendant un an. Retour des accidents. Résection du nerf. Guérison partielle.

Obs. 150. — Nélaton (*Soc. de chirurgie*, 1865). Résection du nerf dentaire inférieur. L'auteur fit la résection du nerf dentaire inférieur pour une névralgie. Il obtint un soulagement momentané seulement.

Obs. 151. — Malgaigne (*Manuel de méd. opératoire*, 1861) pratique une fois la résection du nerf mentonnier à sa sortie du canal dentaire. Les douleurs semblaient remonter si loin qu'il craignait fort d'être obligé de couper le nerf dentaire avant son entrée dans le canal. Il eut l'idée, pour empêcher mieux encore la réunion, de diviser à plusieurs reprises la membrane inodulaire au fond de la plaie. La névralgie guérit en ce point, mais se transporta ailleurs.

Obs. 152. — J. Roux, décembre 1851 (*Union médicale*, 1852, p. 515). Homme, soixante-neuf ans. Névralgie remontant à trente-quatre ans et siégeant sur le trijumeau droit : sous-orbitaire (point principal). Mentonnier. Auriculo-temporal. Frontal. Résection simultanée des nerfs sous-orbitaire et mentonnier, avec destruction du bout central à l'aide d'un cautère rougi à blanc enfoncé dans le canal. Comme résultat immédiat, élancements passagers sur le trajet des nerfs frontal et auriculo-temporal. Guérison complète qui se maintient huit mois après.

Obs. 153. — J. Roux, mars 1852 (*ibidem*, p. 518). Homme, soixante-dix ; névralgie du trijumeau droit remontant à vingt-deux ans : mentonnier (point principal), sous-orbitaire, auriculo-temporal, frontal. Résection dans la même séance du mentonnier, puis du nerf dentaire derrière le trou mentonnier. Soulagement immédiat. Quelques douleurs passagères sur d'autres nerfs ; puis guérison complète constatée six mois après.

Obs. 154. — Sédillot, 1853 (Obs. recueillie par Cochu, *Gaz. des hôpitaux*, 1853, p. 424). Femme, quarante-trois ans. Névralgie du dentaire inférieur gauche remontant à deux ans ; irradiations à la joue, tempe, front. Résection de toute l'extrémité du nerf dentaire à l'aide d'une trépanation faite à 3 centimètres en arrière du trou et traction sur le nerf mentonnier. Le tronçon mesure 4 centimètres. Soulagement graduel, puis complet.

Obs. 155. — Sédillot, 1854 (Obs. recueillie par Bœckel, *Gaz. des hôpitaux*, 1854, p. 102). Femme, soixante-dix-sept ans. Névralgie du dentaire inférieur droit remontant à neuf ans ; irradiations moitié droite de la langue. Même opération que précédemment, mais le nerf ne pouvant être reconnu dans le trou fait par le trépan, il est divisé par un crochet, puis arraché par traction sur le mentonnier. Cautérisation du bout central. Douleurs les quatre premiers jours, puis soulagement complet ; trois mois après, pas de récidive.

Obs. 156. — Pontoise (de Clairvaux), 1854 (*Union médi-*

cale, 1854, p. 209). Homme, quarante-sept ans. Névralgie du dentaire inférieur datant de plus de quatre ans avec irradiations à la région sous-orbitaire et à la tempe. Résection du mentonnier à sa sortie du trou et cautérisation du bout central dans le canal (Jules Roux). Soulagement graduel : devient complet après la guérison de la plaie. Trois mois après, pas de récidive.

Obs. 157. — Bœckel, 1863 (*Gaz. des hôpitaux*, 1865, p. 10 et thèse de Faucon, Strasbourg, 1869). Femme, soixante-neuf ans. Névralgie du dentaire inférieur gauche et lingual, avec irradiations à toute la moitié gauche de la face, remontant à quatre ans. Résection simultanée du lingual et de l'extrémité du nerf dentaire ; ce dernier à l'aide de l'ouverture du canal, faite avec la gouge par la bouche. Arrachement d'un assez long bout, par traction sur le mentonnier. Soulagement immédiat. Au bout d'un an, retour de quelques accès. La névralgie aurait, d'après Faucon (tableau, feuille I, n° 11), complètement récidivé au bout de trois ans.

Obs. 158. — Bœckel, 1854 (*ibid.*). Femme, trente-quatre ans. Névralgie du trijumeau droit remontant à neuf ans, intéressant surtout le mentonnier et le lingual, parfois le sous-orbitaire et l'auriculo-temporal. Même opération que précédemment (le canal est ouvert en arrière du trou avec un petit trépan au lieu de gouge). Soulagement immédiat. D'après Faucon, treize ans après, pas de récidive ; quatre ans plus tard, cancer dans le larynx.

Obs. 159. — A. Wagner, 1864 (*Ueber nervösen Gesichtschmerzen und seine Behandlung durch Neurectomie, Arch. Langenbeck*, 1869, t. XI, p. 102). Femme, trente-huit ans. Névralgie du dentaire inférieur droit, datant de cinq ans ; nerf mentonnier (point principal) ; extension à toute la joue et au front. Résection de toute l'extrémité du nerf dentaire (dix-huit lignes) par résection à la scie de la table externe de l'os, ouverture du canal et section du nerf. Soulagement très rapide (un an après, résection du nerf sous-orbitaire). Résection dix-sept mois après.

Obs. 160. — A. Wagner, 1868 (*ibid.*), p. 109. Femme, trente-quatre ans. Névralgie du dentaire inférieur droit remontant à trois ans, avec irradiations à l'oreille et à la joue. Même opération, le tronçon enlevé mesure un demi-pouce. Soulagement graduel, puis complet. Pas de récidive au bout de sept mois.

Obs. 161. — Michel, 1865 (Goux, *Des causes de récidive des douleurs névralgiques à la suite des névrotomies*, thèse de Strasbourg, 1866, et Létiévant, *Sections nerveuses*, p. 278). Femme, cinquante-six ans. Névralgie du trijumeau droit remontant à neuf ans ; langue et lèvre inférieure (points principaux); irradiations à toute la moitié de la face. Section du lingual, quatre jours après du buccal, trois jours après du dentaire inférieur au sortir du canal. Soulagement définitif après la troisième opération. Guérison encore persistante quinze mois après.

Obs. 162. — A. Brown (*Brit. med. Journ.*, 6 nov. 1880). Femme, cinquante-six ans. Névralgie du trijumeau droit; nerf mentonnier, puis irradiations, oreille, front, face, cou, bras, omoplate, remontant à dix ans. Mise à nu du tronc mentonnier. Destruction du bout central par stylet rougi enfoncé dans le trou. Soulagement immédiat et complet; trois mois après, pas de récidive.

Obs. 163. — Ch. Monod (*Bulletin et Mémoires de la Soc. de chirurgie de Paris*, 9 juillet 1884)[1]. Homme, cinquante-quatre ans. Névralgie du trijumeau droit; dentaire inférieur et nerf mentonnier (point principal). Irradiations à tout le côté droit de la face ; remontant à dix ans : 1° élongation du tronc du nerf dentaire par le procédé de Warren (récidive six mois après); 2° résection de toute l'extrémité terminale du nerf par trépanation du canal en arrière du trou mentonnier. Soulagement graduel, puis complet après la deuxième opération. Guérison constatée onze mois plus tard.

Obs. 164. — Ch. Monod, 1884 (*ibid.*). Femme, soixante-dix-neuf ans. Névralgie du trijumeau droit datant de trois ans : dentaire inférieur et nerf mentonnier (point principal); sous-orbitaire. Résection de toute l'extrémité du nerf dentaire par trépanation du canal en arrière du trou mentonnier. Soulagement immédiat ; la malade n'est opérée que depuis un mois.

Obs. 165. — Weir Mitchel. Névralgie faciale remontant à cinq ans. Excision du nerf maxillaire inférieur. Neuf mois après, la guérison complète s'était maintenue.

---

1. C'est au mémoire de Monod (*Soc. de chirurgie*, 1884) que les 10 observations résumées qui précèdent ont été empruntées.

En somme, sur vingt-six cas de résection du nerf, il n'y a aucun insuccès complet. Une fois seulement, la guérison a été partielle (Ghérini, obs. 144). Deux fois (Nélaton, obs. 145 ; Nicoladini, obs. 138), l'amélioration a été passagère ; enfin dans un fait de Wagner (obs. 154), la récidive s'est produite dix-sept mois après. Tous les autres faits, au nombre de vingt-deux, ont été heureux. Quelques résections démontrent d'autant mieux l'infériorité de l'élongation que cette dernière opération avait été pratiquée tout d'abord sans succès, témoin le cas de Monod (obs. 158).

Ces chiffres nous permettent de porter sur l'élongation dans les névralgies du nerf dentaire inférieur un jugement très défavorable. C'est la résection, l'excision, qu'il faut pratiquer.

Quant à savoir où il faut exciser, c'est là une question à laquelle on ne peut répondre d'une façon précise : il faudra tenir compte de toutes les particularités des différents cas. Comme Tillaux l'a fait ressortir à la Société de chirurgie dans une discussion de l'année dernière (p. 510), c'est tantôt à son entrée dans le canal dentaire, tantôt au niveau du trou mentonnier qu'il faudra saisir le nerf malade.

L'ingénieux procédé recommandé par Monod rendra de grands services : il consiste à découvrir le nerf dans le canal dentaire, et à l'arracher en tirant sur son point d'émergence.

Ce procédé a été employé sous une autre forme par un assez grand nombre de chirurgiens ; mais nous ne voulons pas insister : il doit suffire que nous ayons établi la valeur négative de l'élongation dans la névralgie du nerf maxillaire inférieur.

d. — *Nerfs mixtes.*

L'élongation a été faite presque aussi souvent pour les nerfs mixtes que pour les nerfs sensitifs. C'est sur le sciatique que portent le plus grand nombre des interventions chirurgicales ; mais il en est aussi une assez grande quantité concernant le plexus brachial, le nerf crural, les nerfs intercostaux, etc. Il est permis de les réunir dans une étude d'ensemble, car les conclusions auxquelles nous allons aboutir peuvent s'appliquer à tous les cas.

La statistique est ici beaucoup plus favorable que pour les nerfs sous-orbitaire et dentaire inférieur ; il existe bon nombre de guérisons définitives ; mais il importe de remarquer immédiatement qu'un certain nombre de ces guérisons ne peuvent être attribuées aux manœuvres de l'élongation ; telles sont celles de Billroth où le sciatique fut simplement mis à nu, le cas de Nussbaum, ceux de Lefort, de Nicoladini où les chirurgiens rompirent des adhérences et dégagèrent le nerf ; la névralgie était le résultat d'une compression anormale exercée sur le tissu nerveux ; la compression enlevée, l'effet disparut ; c'est exactement ce qui se passe lorsqu'on intervient dans les cas où le radial est repoussé ou englobé par un cal vicieux de l'humérus.

Ces faits doivent être mis de côté. Il reste encore après leur soustraction une grande quantité de succès plus ou moins constants, mais souvent très appréciables. Sans doute il y aurait ici, comme pour les nerfs sous-orbitaire et dentaire inférieur, un moyen généralement efficace de guérir la névralgie ; ce moyen consisterait dans la résection du tronc nerveux, mais alors la motilité est abolie et il ne faut s'exposer à cet accident que dans des cas particulièrement graves et douloureux. Cependant lorsque la névralgie intéresse de petits troncs nerveux, nerfs digitaux, péroniers, ou bien quand elle a pour point de départ l'extrémité d'un nerf mixte sectionné (névrome d'amputation), la résection est de beaucoup la méthode de choix.

Nous avons trouvé un certain nombre d'observations de Létiévant, d'Hancock, d'Azam, etc., etc.; mais il est inutile de les rapporter ici; il ne 'peut venir à l'idée d'un chirurgien de pratiquer l'élongation du sciatique pour un névrome d'amputation douloureux ou pour une cicatrice intéressant un nerf; à tout le monde il paraîtra plus simple d'extirper le névrome et la cicatrice.

Pour les névralgies même très rebelles, il en est tout autrement; la thérapeutique va des moyens médicaux à la résection exclusivement, et c'est exclusivement avec les premiers moyens que l'élongation doit être comparée, si nous voulons en dégager la valeur réelle.

Le dépouillement des observations résumées à la fin de ce mémoire donne les chiffres suivants :

Plexus brachial.	3 guérisons à durée non déterminée. 1 guérison suivie moins de 2 mois. 4 améliorations passagères. 1 insuccès.
Nerf médian.	1 obs. de guérison constatée après 2 mois. 2 obs. de guérison à durée non déterminée. 2 obs. d'amélioration passagère. 1 obs. d'insuccès avec accident.
Nerf cubital.	1 obs. de guérison suivie un an. 4 obs. de guérison à durée non déterminée. 1 obs. de guérison suivie moins de 2 mois. 1 obs. d'amélioration passagère.
Nerfs des doigts.	2 obs. de guérison à durée non déterminée.
Nerf crural.	1 obs. de guérison constatée après 1 an et demi.

Nerfs intercostaux.	1 obs. de guérison complète. 1 obs. de guérison à durée non déterminée. 2 obs. avec insuccès dont un cas de mort.

Nerf sciatique.	1 obs. de guérison suivie 2 ans.		
	1 — — 1 an.		
	2 — — 6 mois.		
	1 — — 5 mois.		
	1 — — 4 mois.		
	2 — — 3 mois dont 1 avec accident.		
	4 — — 2 mois dont 1 sans accident.		
	25 obs. de guérison à durée non déterminée.		
	4 obs. de guérison à durée non déterminée avec accidents.		
	2 — — 1 mois dont 1 avec accidents.		
	1 — — 6 semaines.		
	1 — — 3 semaines.		
	16 obs. avec amélioration passagère.		
	4 obs. avec insuccès.		
	1 obs. suivie de mort.		

Ces tableaux contiennent le résultat de toutes les observations publiées.

Nous avons la bonne fortune de pouvoir leur ajouter l'observation suivante qui appartient à un chirurgien très distingué de Bordeaux, M. le Dr Gervais, chef de service à l'hôpital Saint-André et professeur agrégé à la Faculté de médecine.

Obs. 166. — *Élongation du nerf cubital à la suite d'un traumatisme ayant provoqué des troubles moteurs et sensitifs. — Insuccès.* — « Mme X., 47 ans, fait au mois de juin 1884 une chute sur le coude droit. Un médecin est appelé ; il croit reconnaître une luxation du coude et fait des manœuvres dans le but d'obtenir la réduction ; il applique ensuite un appareil qui maintient le coude à angle droit, et la malade retourne chez elle. Au bout de quelques jours, des douleurs se font sentir dans l'avant-bras et la main du côté blessé, et ces douleurs, assez violentes, se manifestent surtout le long du trajet du nerf cubital et présentent des exacerbations pendant plusieurs heures, soit le jour, soit la nuit. Après avoir suivi en vain le traitement que lui ont indiqué plusieurs confrères, cette dame se décide à venir à l'hôpital. Le chirurgien dans le service duquel elle est placée procède à l'examen des parties malades et pense avoir devant les yeux une arthrite traumatique, non maintenue, ayant en ce moment une certaine tendance à l'ankylose. La raideur articulaire, la douleur provoquée par les moindres mouvements de la jointure, le siège et l'irradiation de cette douleur le long de l'avant-bras et de la main, persistent et augmentent.

» Tentatives de réduction après administration du chloroforme, puis immobilisation du membre ; persistance et aggravation des douleurs. La malade quitte l'hôpital en septembre 1884.

» Je la vois en octobre, et je constate avec un de mes collègues, chirurgien des hôpitaux, l'état suivant : Amaigrissement extrême du membre supérieur droit, et surtout de l'avant-bras et de la main. Il n'y a pas de gonflement au niveau de l'articulation du coude qui paraît saine, et les mouvements provoqués, quoique douloureux, se font naturellement. Au-dessus de l'épiphyse inférieure de l'humérus droit, on sent que l'os est augmenté de volume dans l'étendue de deux à trois centimètres. Cette augmentation de volume de l'os est uniforme, sans saillies, elle est sensible à la pression des doigts ; on dirait un cal résultant d'une ancienne fracture au-dessus de l'articulation. Les douleurs névralgiques siègent dans tout le membre malade et s'irradient surtout le long du trajet du cubital ; ces douleurs sont devenues intolérables et la malade demande une intervention chirurgicale. Cependant avant de tenter une opération on conseille des applications émollientes, des injections sous-cutanées de morphine, puis on fait des pointes de feu le long du trajet du nerf depuis le bras jusqu'à la main ; immobilisation dans un appareil silicaté, le coude placé à angle droit et la main reposant ainsi que l'avant-bras sur leur face antérieure.

» Persistance des douleurs, impossibilité de conserver l'appareil et réapparition plus forte encore des symptômes névralgiques douloureux avec exacerbations. L'état général commence à s'altérer, les nuits sont mauvaises, l'appétit se perd, et les douleurs continuent sans interruption.

» En novembre 1884, la malade se décide, d'après nos conseils, à laisser tenter l'élongation du nerf cubital, dans le but d'apporter, si possible, un soulagement aux terribles douleurs qu'elle ressent.

» Chloroforme. — Mise à découvert du tronc du cubital dans la gouttière osseuse épitrochléenne, et élongation du nerf chargé sur une sonde cannelée ; les tractions sur le nerf furent répétées deux fois. Il est bon de noter que le tronc et le tissu du nerf lui-même paraissent en bon état. Aucune esquille, aucun agent de compression, aucun symptôme de névrite ou d'inflammation de voisinage ne peuvent être reconnus. Immobilisation dans une gouttière. Continuation des injections sous-cutanées de morphine. Réunion primitive au bout de quelques jours. Les premiers moments qui suivirent l'opération parurent amener un certain apaisement, mais il fut de courte durée, et bientôt après reparurent les douleurs névralgiques aussi caractérisées qu'avant l'élongation du nerf. On rapprocha alors les injections sous-cutanées de morphine qui ne calmaient les douleurs que pour un temps relativement court.

» Peu à peu, et malgré l'opération qui venait d'être faite, les douleurs reparurent avec toute leur intensité primitive ; l'amaigrissement du membre malade fit chaque jour des progrès, les mouvements des doigts et ceux de l'avant-bras devinrent de plus en plus difficiles et douloureux, et la malade, profondément découragée, ne voulant plus se soumettre à une intervention quelconque, préféra rentrer dans sa famille.

» J'ai appris que l'état de cette malheureuse femme ne s'était nullement amélioré. Le membre supérieur droit est toujours le siège de ces horribles douleurs névralgiques qui, jointes à l'amaigrissement continu du bras, de l'avant-bras et de la main, ont déterminé une atrophie à peu près complète du membre, avec impotence absolue.

» Seules les injections hypodermiques de morphine parviennent à procurer à la malade un calme relatif. »

Quels que soient l'intérêt et l'importance de cette observation, elle ne doit pas nous faire oublier les services rendus par l'élongation dans les névralgies. Sans doute les insuccès ont été nombreux, mais il est impossible de ne pas se souvenir que quelques chirurgiens ont publié des séries de guérisons.

Loreta [1] a fait seize opérations et obtenu seize succès ; une opération qui donne de pareils résultats ne peut pas être absolument mauvaise.

Il est donc bien certain qu'après l'élongation des nerfs pour les névralgies la guérison survient souvent. Mais les sciatiques guérissent spontanément ou sous l'influence d'une médication interne appropriée et il n'est pas toujours établi dans les observations que l'élongation soit pour beaucoup dans la guérison, ni même qu'elle y soit pour quelque chose. La marche des névralgies est essentiellement capricieuse ; avec quoi ne les guérit-on pas ? avec quoi les guérit-on toujours ? Nous nous gardons bien d'insister sur l'utilité des diverses médications qui ont été préconisées, médications causales, quinine (Verneuil) dans les cas d'intoxication palustre, salicylate de soude dans les cas de névralgies rhumatismales, révulsifs, pointes de feu, vésicatoires, injections nitrate d'argent. Contentons-nous de rappeler qu'il est de singuliers exemples de guérison. Berger ne signalait-il pas dernièrement, à la Société de chirurgie, qu'après une simple incision de la peau une névralgie sciatique avait complètement disparu. Desprès a cité un fait analogue. La révulsion produite par le traumatisme peut donc seule suffire. Elle agit alors comme le fer rouge, comme la congélation par le gaz d'éthylène qu'on utilise en ce moment, comme la méthode révulsive dont Pagliani (de Rovigo) vient de faire un si grand éloge au congrès de

_____

1. Loreta cité par Omboni, *loc. cit.*

Pérouse (1885); ce médecin se sert d'un révulsif à base de séné et de bains d'air très chaud et très sec. Il guérit ainsi, dit-il, toutes les sciatiques sans exceptions, et le nombre des malades qu'il a soignés est déjà grand.

Ces dernières affirmations contrastent avec les réalités de la clinique. Il est difficile de les accepter ; il ne peut y avoir de remède qui guérisse toutes les sciatiques, mais beaucoup de remèdes peuvent guérir telle ou telle variété de cette affection. L'élongation est au nombre de ces procédés efficaces de traitement; elle améliore souvent et guérit quelquefois. Malheureusement, et c'est là un grave reproche, nous ne sommes guère fixés sur la durée de la guérison, et comme c'est par son retentissement médullaire que l'élongation agit, il y a lieu de craindre que ce retentissement ne soit très passager et que le résultat heureux soit éphémère. C'est en effet ce qui arrive très souvent.

Quelques auteurs assurent que si l'on intervenait plutôt, c'est-à-dire avant d'avoir épuisé la série des agents ordinaires du traitement, on aurait des résultats plus durables; on ne peut donner un tel conseil aux chirurgiens, car il faut avant toutes choses commencer par les moyens inoffensifs, et l'élongation du sciatique, nous l'avons vu, est capable d'amener de graves désordres (ch. III, *Accidents et dangers*).

Il importe d'accorder ici une place toute spéciale au procédé non sanglant de l'élongation. Von Corval[1] a publié des résultats encourageants obtenus à l'aide de cette méthode possédant l'avantage précieux entre tous de ne pas entraîner d'accidents. L'élongation étant faite au minimum, le retentissement sur les centres nerveux est très

1. Von Corwall, *Correspondenzblatt für Schweizer Aertze*, 1er mars 1883.

atténué ; de plus il n'y a pas de plaie, et par conséquent, point de complications infectieuses possibles. Sans doute cette manœuvre reste souvent inefficace, mais elle laisse le champ libre aux autres traitements ; son innocuité lui a valu d'être recommandé par M. Lépine [1] dans les cas d'ataxie avec douleurs fulgurantes vives. Pour la même raison il convient de la mettre en pratique dans les névralgies sciatiques très douloureuses ; il est même permis d'y avoir promptement recours à cause de sa simplicité et de sa bénignité.

Cette opération repose sur les rapports anatomiques du sciatique qui, placé à la partie postérieure du membre, suit une ligne droite, un trajet direct le long de la cuisse. Lorsqu'on fléchit la cuisse sur le bassin le sciatique décrit un arc de cercle autour de l'articulation coxo-fémorale en se coudant sur le col du fémur comme sur une poulie de renvoi. Par la flexion forcée du membre inférieur sur le tronc le nerf est donc considérablement allongé.

Billroth le premier eut l'idée d'utiliser cette donnée anatomique et proposa l'élongation non sanglante, depuis bien des fois pratiquée surtout en Italie. Trombetta [2] lui a consacré un important travail et lui a donné son nom. Langenbuck l'a souvent aussi mise en œuvre. Dernièrement le Dr Laurent (Lyon, 1885) a écrit sur ce sujet une intéressante thèse inaugurale dans laquelle il s'attache à démontrer que l'élongation faite prudemment n'entraîne aucune complication sérieuse et qu'elle est suivie de la disparition complète de la douleur dans plus de la moitié des cas.

L'opération a été faite vingt fois par les chirurgiens des

1. Société de biologie, 1883, p. 194.
2. Trombetta, *Sullo stiramento dei nervi studi pathologici e clinici*, Messine, 1884.

hôpitaux de Lyon, en particulier par Daniel Mollière. Les accidents opératoires ont été nuls. L'anesthésie générale a été obtenue facilement ; aucun accident ne s'est produit du côté de la moelle. L'érection a été notée dans trois cas, phénomène facile à expliquer par l'irritation du centre génito-spinal de Budge.

Les observations publiées par Laurent sont assez concluantes et nous inclinons comme lui à croire que l'élongation non sanglante du sciatique peut rendre de grands services ; mais elles ont cependant un défaut grave entre tous, c'est que les malades n'ont pas été suivis. Presque aussitôt après l'opération, guéris ou améliorés, ils quittent l'hôpital et ne donnent plus de leurs nouvelles.

Sur ces vingt malades, la plupart ont été suivis moins d'un mois ; quelques-uns l'ont été moins de huit jours.

Dans ces conditions il est impossible d'aboutir à une conclusion ferme et d'accepter la guérison comme certaine. Mais on peut considérer comme cliniquement démontré que l'élongation non sanglante du sciatique améliore très souvent les névralgies de ce nerf.

Au sujet de cette opération le professeur Omboni (de Crémone) a bien voulu nous adresser une intéressante lettre dont nous extrayons le passage suivant et pour laquelle nous sommes heureux de lui adresser ici nos remerciements publics.

« Je vous adresse le résumé des élongations nerveuses que j'ai faites dans ma salle dans ces deux dernières années, en y joignant un fait de ma clientèle privée.

« Comme vous le verrez, tous ces cas, sauf quelques-uns, se rapportent à des névralgies périphériques anciennes, d'origine rhumatismale, et rebelles aux différents traitements ordinaires de cette affection. Dans le quatrième cas seulement, la névralgie s'était à peine développée pendant que le malade se trouvait encore dans ma salle, convalescent d'un phlegmon traumatique de la main. J'ai voulu en ce cas expérimenter l'élongation sans recourir à d'autres moyens, et je fus très heureux de le guérir très vite. Cela me confirma dans l'idée que l'élongation non sanglante est très utile, même dans les cas récents de névralgie sciatique qui résistent aux autres traitements.

« Il y a exagération à vouloir employer l'élongation dans tous les cas ; cependant il n'y a pas de doute que cette méthode est très efficace dans les névralgies et préférable aux moyens ordinaires, douloureux, longs, incertains. »

1. Névralgie sciatique droite. — Homme 47 ans, opéré le 19 mars 83. Flexion forcée. — 28 mars, guérison.
2. Névralgie sciatique gauche. — Homme 44 ans, 16 avril 83. Flexion forcée. — 30 avril, guérison.
3. Névralgie sciatique droite récente. — Homme 23 ans, 16 juillet. Flexion forcée. — 24 août, guérison.
4. Hypertrophie de la vessie et névralgie du petit sciatique. — Homme 23 ans, 9 mai. Flexion forcée. — 20 mai, aucun résultat.
5. Paralysie infantile (paraplégie). — Homme 7 ans, 28 mai. Flexion forcée bilatérale. — 27 juillet, amélioration.
6. Névralgie sciatique gauche. — Homme 54 ans, 22 avril 1884. Flexion forcée. — 7 mai, guérison.
7. Névralgie sciatique gauche. — Homme 55 ans, 5 juin 84. Flexion forcée. — 28 juin, guérison.
8. Névralgie sciatique gauche. — Homme 32 ans, 6 octobre. Flexion forcée. — 30 octobre, guérison.
9. Névralgie sciatique gauche. — Homme 55 ans, 23 novembre. Flexion forcée. — 12 décembre, guérison.
10. Névralgie sciatique droite. — Homme 47 ans, 23 mai 85. Flexion forcée. — 3 juin, guérison.

Nous ne pouvons accepter sans réserves l'opinion de l'éminent chirurgien de Crémone ; nous estimons qu'avant d'avoir recours même à l'élongation non sanglante il faut se servir de tous les moyens généralement usités (pointe de feu, chlorure de méthyle, vésicatoires, médicaments internes, etc., etc.). Si ces agents thérapeutiques sont souvent inefficaces ils n'ont aucun inconvénient. L'élongation non sanglante s'accompagne forcément d'une entorse de l'articulation de la jambe plus ou moins marquée selon les sujets (Nicaise), et les ruptures musculaires sont loin d'être impossibles.

Tous ces accidents sont minimes sans doute, mais ce sont des accidents, et il importe de ne pas s'exposer à nuire sans nécessité.

En résumé, pour le nerf sciatique l'élongation non sanglante peut être employée concurremment avec les moyens médicaux ; si la névralgie est très rebelle et très ancienne on aura recours à l'élongation sanglante.

Pour les autres nerfs mixtes, radial, cubital, l'élongation non sanglante étant impossible on aura recours dans tous les cas graves à l'élongation sanglante. On obtiendra ainsi une amélioration plus ou moins longue, une guérison passagère, parfois une cure définitive.

CHAPITRE V

VALEUR THÉRAPEUTIQUE DE L'ÉLONGATION DES NERFS
DANS LE TRAITEMENT DU TABES
ET DES AFFECTIONS DES CENTRES NERVEUX

On peut étudier en un seul chapitre la valeur de l'élongation dans le traitement des diverses affections des centres nerveux, parce que l'opération est dans tous les cas, tabes, myélite transverse, sclérose en plaques, etc., également mauvaise et irrationnelle, et qu'elle a été également abandonnée par l'immense majorité des praticiens.

C'est surtout contre l'ataxie et ses phénomènes douloureux que l'opération a été dirigée. Au début ce traitement faisait merveille; les douleurs fulgurantes, les troubles de la marche, de la sensibilité, disparaissaient comme par enchantement. Un grand nombre de médecins et de chirurgiens allemands et français imitèrent l'exemple de Langenbuck, et, dans l'espace de peu d'années, le nombre des opérations atteignit un chiffre énorme.

Aujourd'hui tous les neuropathologistes s'élèvent contre ce traitement et s'accordent à reconnaître « qu'il entraîne comme conséquence définitive une aggravation de la maladie considérée dans son ensemble » (Raymond) [1].

La chute de l'opération est donc aussi profonde que sa

---

1 Raymond, *Dict. encycl.*, art. *Tabes dorsalis*, t. XV, IIIᵉ série, p. 392.

fortune avait été rapide. Tous les beaux succès se sont dissipés en fumée. De 1879 à 1882 les livres spéciaux, les recueils périodiques, contiennent un grand nombre d'opérations d'élongation ; de 1882 à 1885 c'est à peine si l'on en rencontre quelques rares cas témoignant de la confiance décroissante des médecins à l'égard de ce procédé accepté sans discernement et recommandé sans mesure.

Pour donner à sa méthode une apparence scientifique, Langenbuck a imaginé une théorie ; il a cherché à établir que le tabes n'est qu'une extension centripète des troubles inflammatoires et nutritifs survenus dans les nerfs périphériques. Il a cru trouver des preuves multiples de cette explication :

1° Dans l'existence assez commune d'altérations macroscopiques des sciatiques ;

2° Dans le siège singulièrement exclusif de la dégénérescence médullaire dont le début se fait toujours par la portion externe du cordon postérieur, qui, d'après Fleichsig, est la continuation directe des nerfs périphériques ;

3° Dans la curabilité des ataxies aiguës, etc...

Ceci étant établi, si par l'élongation, dit Langenbuck, on arrête la marche centripète de la lésion qui va des nerfs périphériques à la moelle, on agit d'une façon rationnelle et efficace, à la condition toutefois que l'affection soit encore au début et que les lésions de la moelle ne soient pas définitives.

La théorie n'est pas meilleure que les résultats de l'opération. La première fut cependant acceptée par beaucoup d'auteurs distingués qui tinrent les seconds pour absolument démonstratifs : Gussenbauer, Erlenmeyer, Roderick Stintzing, firent en sa faveur de chaleureux plaidoyers. Chandler, dans son excellent travail, estime que le soulagement apporté aux ataxiques est très grand, et que beaucoup de cas sont considérablement améliorés, sinon guéris.

Boldt, de New-York, qui a fourni six cas au tableau de Chandler, pense, comme ce dernier auteur, que l'élongation est au moins un bon traitement symptomatique.

Omboni défend la même opinion ; pour lui il n'y a pas de guérison absolue, mais amélioration dans les trois quarts des cas.

Stintzing est un partisan résolu de l'opération qui lui paraît d'autant plus avantageuse qu'elle est entreprise plus tôt.

Pendant que l'élongation des nerfs dans l'ataxie faisait ainsi son chemin en Italie, en Amérique et même en France sous l'impulsion de Debove et Gillette, elle devenait en Allemagne, où elle était née, le sujet d'une discussion très vive.

Déjà Nocht dans son mémoire avait cité un certain nombre de cas où l'effet de l'élongation avait été nul, lorsque Leyden signala des désastres consécutifs à l'opération. Avant ces deux auteurs, Weiss et Mickulicz avaient écrit, dans *Wien. med. Press*, une étude impartiale portant sur seize faits personnels, dans lesquels ils signalaient à côté d'améliorations passagères des aggravations définitives, imputables au traumatisme chirurgical ; dans un seul fait il y eut amélioration manifeste des symptômes, et encore le malade ne put-il être suivi très longtemps ; dans les autres faits, la douleur et l'ataxie ne furent pas modifiées, dans cinq cas il y eut parésie du membre, deux fois augmentation de l'ataxie, une fois paralysie de la vessie.

Weiss et Mickulicz, peu satisfaits de ces résultats, avaient conclu au rejet de l'opération de Langenbuck.

Après ces auteurs peu enthousiastes ne tardèrent pas à apparaître des adversaires déterminés. O. Berger (de Breslau), Westphal, méritent parmi ces derniers le premier rang. O. Berger protesta énergiquement contre l'impatience qui pousse les novateurs en matière thérapeutique à publier des résultats exceptionnellement brillants, qui dans la suite ne supportent pas l'examen.

Mais c'est à la société de Berlin surtout que la discussion fut vive ; Bernhardt, Wegener, Goldanmer citèrent des faits nombreux d'ataxie locomotrice où l'élongation avait été sans influence. Les faits malheureux que nous avons cités au chapitre III furent mis au jour.

Leyden montra qu'on acceptait beaucoup trop à la légère le diagnostic ataxie, et présenta les pièces pathologiques dont nous avons déjà parlé, témoignant des graves dangers de l'élongation.

D'autre part Westphal ayant examiné la moelle d'un malade de Langenbuck chez lequel l'élongation avait eu le triple résultat de faire disparaître à la fois les douleurs, l'ataxie et l'anesthésie, n'y trouva aucune lésion des cordons postérieurs et en conclut avec juste raison que les quelques cas heureux de Langenbuck pouvaient être de simples erreurs de diagnostic.

Malgré l'insistance et le soin que Langenbuck mit à se défendre, il fut et resta définitivement vaincu. Au début, avec des faits rares, écourtés, sa théorie et son raisonnement avaient quelque chose de spécieux ; mais les statistiques plus soignées, plus complètes devaient fatalement faire disparaître cette apparence. Aujourd'hui, en Allemagne même, son opération est acceptée par un très petit nombre de cliniciens recommandables. Parmi ces derniers cependant, nous devons citer Bénédickt[1] qui persiste à pratiquer et à recommander l'élongation des nerfs chez les tabétiques. Ce chirurgien aurait ainsi traité un grand

---

1. *Semaine médicale*, 9 septembre 1885. Lettre de Schnirer.

nombre de malades avec succès ; nous regrettons vivement
de n'avoir pu nous procurer les relations détaillées de ces
observations, mais nous ne pouvons en tenir compte ;
notre statistique donne les chiffres suivants :

Cas avec succès (?)...........................	6
Cas avec grande amélioration des douleurs....	11
Cas avec faible amélioration.................	45
Cas avec insuccès...........................	11
Cas suivis d'accidents.......................	12
Cas suivis de mort..........................	9

Le chiffre des améliorations est assez grand, mais la
rémission des symptômes est absolument passagère ; elle
dure à peine quelques semaines, parfois quelques jours
seulement. D'autre part le nombre des accidents et leur
gravité particulière sont de nature à faire réfléchir le clinicien tenté de mettre en usage cette opération. On se
rappelle que notre chapitre touchant les dangers de l'é-
longation contient la relation ou l'indication d'un grand
nombre d'accidents survenus chez les tabétiques dont les
sciatiques avaient été élongés. A côté de ces cas mortels ou
simplement graves, il en est beaucoup dont les conséquences, bien que moins fâcheuses, ont été regrettables.
Les douleurs sont atténuées pendant quelques jours, mais
elles reparaissent bientôt dans leur siège primitif ou dans
d'autres régions du corps ; l'anesthésie se reproduit, l'a-
taxie s'accentue, et finalement la terminaison se précipite.
Raymond, dans son excellent article, raconte l'histoire
d'un tabétique, présentant d'atroces douleurs fulgurantes,
qui fut opéré à l'hôpital Saint-Antoine. Ses souffrances
augmentèrent ; de plus, il eut consécutivement à l'élongation une atrophie musculaire des membres inférieurs à
marche rapide, si bien qu'il ne lui resta « pour jambe
que les os et la peau ».

Il est évident que, dans le but de procurer à un malade un repos relatif de quelques semaines, on ne peut l'exposer à de pareils mécomptes ; et la conclusion de tout ceci, c'est que dans l'ataxie locomotrice l'élongation des nerfs doit être rejetée.

Ce que nous venons de dire de l'ataxie peut se dire de toutes les affections des centres nerveux ; l'élongation est plus dangereuse qu'utile.

Dans un certain nombre de faits, ceux de Andrew et Farer, d'Omboni, de Rosenbach, de Riedel, de Nussbaum, les malades ont été guéris ou considérablement améliorés, mais il s'agissait de myélites traumatiques tendant d'elles-mêmes par leur marche naturelle à la guérison.

Dans les deux cas d'hémiplégie de Nicaise et de Berger, le résultat fut négatif ou désastreux. Le malade de Berger (de Paris) mourut de phlegmon gangréneux de la cuisse.

De même les cas de paralysie agitante, sauf le cas d'Auerbach, n'ont pas été favorablement influencés par l'élongation : dans l'un des faits de Wesphal, le deuxième, il y eut une paralysie radiale consécutive ; le troisième malade succomba inopinément six jours après l'extension ; l'autopsie révéla une méningite cérébrale suppurée.

Sans doute en parcourant les tableaux statistiques on trouvera des cas heureux, en apparence au moins ; tel celui de Graëme Hammond où il s'agit d'une atéthose datant de treize ans guérie presque complètement par l'élongation du nerf médian à la partie moyenne de l'avant-bras ; tel encore le cas de Doutrelepont ; mais rien n'indique que dans ces diverses observations le malade ait été suivi assez longtemps pour que l'amélioration puisse être considérée comme durable.

A coup sûr, il est permis d'admettre que dans certains cas les douleurs, les spasmes cloniques des muscles ont été diminués par la traction exercée sur les nerfs ; quelques symptômes ont pu s'atténuer pendant quelque temps pour reprendre ensuite absolument comme dans l'ataxie, mais il n'y a là rien qui ressemble à une guérison, ni même à une amélioration véritable de la maladie.

Pour les affections des centres nerveux, l'élongation des nerfs mérite la même appréciation que pour l'ataxie. Toutefois il convient de faire quelques réserves pour les cas qui dans une lésion quelconque de la moelle, ataxie, myélite, etc., s'accompagneraient de douleurs intolérables ; contre le phénomène douleur, l'élongation possède une valeur incontestable ; on pourra soulager le patient par cette opération ; mais la chose ne sera permise que dans les cas extrêmes, et encore faut-il bien se souvenir que le répit sera toujours de courte durée à cause de la marche inéluctable de l'affection et de ses localisations anatomiques constantes.

CHAPITRE VI

VALEUR DE L'ÉLONGATION DES NERFS
DANS LE TRAITEMENT DU TÉTANOS

Depuis longtemps les chirurgiens se sont attaqués aux troncs nerveux pour guérir le tétanos ; la névrotomie a même donné un certain nombre de bons résultats. Il était dès lors tout naturel que l'élongation, dont les effets physiologiques sont plus marqués que ceux de la névrotomie, fût mise en œuvre dans le même but.

Les résultats donnés par l'élongation sont à peu près les mêmes que ceux qu'ont donnés l'incision ou l'excision du nerf. On a quelquefois observé des succès temporaires et même définitifs.

Les statistiques faites à ce sujet sont intéressantes à consulter. Disons toutefois que si l'on veut les interpréter exactement, il importe au plus haut point de distinguer les spasmes traumatiques du tétanos vrai. Blum compte sept guérisons sur huit malades, mais il comprend dans ces cas les spasmes traumatiques dont la thérapeutique est infiniment plus heureuse que celle du tétanos proprement dit, si bien que cette première statistique ne peut être acceptée.

Johnston cite douze cas avec cinq guérisons ; lorsqu'il n'y a pas eu guérison, il y a eu un amendement très considérable qui, d'après cet auteur, devrait conduire le chirurgien à faire de nouvelles tentatives. Pooley s'est servi de la même statistique.

La statistique de Chauvel porte sur vingt-cinq faits parmi lesquels huit guérisons, huit morts après amélioration, six morts sans amélioration, et trois décès où l'effet de l'opération n'est pas indiqué.

La neurotripsie du professeur Verneuil occupe dans les statistiques une place spéciale ; c'est à juste titre, car la neurotripsie se rapproche de la névrotomie bien plus que de l'élongation. En effet, dans la neurotripsie comme dans la névrotomie, on interrompt complètement les fonctions du nerf, ce sont à ce point de vue des opérations jumelles ; le professeur Verneuil sectionne le nerf d'une façon tout à fait particulière, mais il le sectionne et rien de plus ; l'élongation au contraire agit directement sur la moelle ; il importe d'avoir ce fait capital toujours bien présent à l'esprit. En ce qui concerne le tétanos, ce retentissement direct de la traction du nerf sur la moelle ne paraît pas sans importance, car c'est particulièrement lorsqu'on a eu recours à des tractions énergiques que l'opération paraît avoir eu les meilleurs résultats.

De l'analyse des vingt-cinq observations qu'il a consignées dans son excellente revue, M. Chauvel conclut à son utilité probable dans le tétanos et conseille de nouvelles tentatives.

Arthaud et Gilson rapportent vingt-huit observations (dont deux sans aucun détail) et constatent que les résultats de l'élongation ont été très médiocres. Ils estiment cependant que l'élongation ne présente pas de dangers et qu'elle est moins dangereuse que la névrotomie. Ceci nous paraît une affirmation risquée, car les lésions médullaires consécutives à l'élongation sont certainement de nature à compliquer fâcheusement les accidents du tétanos. Cette judicieuse réflexion est développée dans un travail de Mac-Dougal sur l'étiologie du tétanos et son traitement par la neurectomie.

Dans la statistique de Chandler, les faits sont peu encourageants ; cependant cet auteur conseille d'élonger lorsque les autres moyens ont échoué ; il a pu recueillir cinquante cas avec dix succès ; malheureusement nous n'avons pu lire toutes les observations qu'il mentionne et voir les conditions générales dans lesquelles ces faits se présentaient.

Omboni, toujours optimiste, range résolument l'élongation dans la pratique usuelle du tétanos ; s'il y a beaucoup d'insuccès, c'est, dit-il, qu'on intervient trop tard. De plus on a eu le grand tort de ne pas faire l'élongation sur tous les nerfs qui partent du lieu malade. Lorsque l'affection est généralisée, l'élongation est encore indiquée, comme le prouvent un certain nombre de guérisons.

Que notre distingué confrère italien nous le pardonne, mais ce dernier conseil nous paraît véritablement s'écarter des règles de la bonne chirurgie. Dans le tétanos spontané a frigore, dans celui qui, quelle que soit sa cause, est généralisé d'emblée, lorsque les convulsions intéressent plus ou moins le système musculaire tout entier, en vérité il est impossible que l'élongation d'un seul nerf produise un résultat ; l'élongation de tel ou tel nerf pourra diminuer son excitabilité (Turscheck), et par là faire disparaître ou diminuer les convulsions cloniques ou toniques des muscles qu'il innerve, mais est-ce que les autres accidents tétaniformes s'arrêteront ? La déglutition, le spasme de l'œsophage seront-ils modifiés en quelque chose ? La température s'abaissera-t-elle ? La circulation se fera-t-elle mieux ? Certainement non. Les faits sont là d'ailleurs qui le démontrent. Dans la statistique d'Omboni on peut lire la relation de quelques faits très malheureux. Dans un cas notamment, l'intervention chirurgicale précipita le dénouement (V. Pièces justificatives). On ne peut raisonnablement arguer de ce que, après l'élongation, certains tétanos spontanés ont guéri ; la guérison a eu lieu malgré l'élongation et non pas à cause d'elle ; le traitement au chloral, l'immobilisation des malades, la suppression de toutes les causes produisant des mouvements réflexes (Verneuil), constituent, nous le savons tous les jours de mieux en mieux, un mode de traitement efficace. On en trouve la preuve dans les communications faites cette année même par l'illustre professeur de la Pitié à la Société de chirurgie de Paris.

Par conséquent dans le tétanos spontané l'élongation ne doit pas être pratiquée.

En est-il de même dans le tétanos traumatique ? — On trouve plus loin 44 observations dont j'ai pu me procurer le texte, et que par conséquent j'ai pu lire, étudier, comprendre et juger. Sur ces faits se trouvent 10 guérisons. Dans un certain nombre de cas, les phénomènes étaient modérés, très limités, tel par exemple le cas heureux de Verneuil (Thèse Duvault), où ce chirurgien fit l'élongation et la neurotripsie : il s'agissait d'une contracture douloureuse des muscles de la main droite à la suite de l'amputation de l'index et du médius. Tels encore les deux cas de Johnson Smith, dans lesquels le tétanos était survenu à la suite d'une plaie contuse de l'avant-bras droit ; le nerf médian fut élongé avec succès.

Dans d'autres cas, le tétanos était relativement léger, comme réduit à sa plus simple expression. Weis a pu guérir par l'élongation du tibial postérieur un tétanique chez lequel les accidents avaient débuté la veille.

Mais un fait encore plus notable que ces détails de

symptomatologie mérite d'être mentionné ; c'est que dans l'immense majorité des cas, d'autres médicaments ont été administrés avant et après l'élongation. Le malade de Verneuil avait pris du chloral; dans les cas heureux de Ramskoff et de Clarke on avait administré *larga manu* la fève de Calabar.

Disons maintenant que quelques faits plaident plus favorablement en faveur de l'élongation ; celui de Vogt est particulièrement intéressant : il s'agit d'un homme de soixante-trois ans, blessé à la main droite ; le vingt-troisième jour, trismus, accès violent d'opistothonos, raideur des membres inférieurs et crampes cloniques intermittentes. Cicatrice douloureuse palmaire. La cicatrice est sectionnée, de plus les nerfs du plexus brachial sont mis à découvert dans le triangle formé par le trapèze, l'omo-hyoïdien et le scalène, trois doigts au-dessus de la clavicule, tirés au dehors avec un crochet mousse et énergiquement élongés dans les deux sens centripète et centrifuge. Le névrilème parut très injecté. Immédiatement après son réveil, le patient peut ouvrir la bouche, et dès le dixième jour l'amélioration est assez grande pour que la guérison soit certaine ; le malade n'éprouve d'autre trouble que quelques picotements dans le bras.

L'élongation dans ce dernier fait paraît avoir rendu un réel service ; néanmoins rien ne prouve absolument qu'elle fût indispensable, ni qu'aucun autre moyen ne pût la remplacer.

En résumé, sur quarante-quatre faits il y a eu dix guérisons ; mais il n'est pas certain qu'on n'aurait pas pu les obtenir avec une thérapeutique différente ; on sait d'une part que le chloral et l'opium ont souvent d'assez fréquents succès. Voyons d'autre part si la névrotomie n'a pas donné aussi des résultats comparables et même supérieurs.

Il ne m'a pas paru nécessaire de faire de longues recherches pour arriver à cette affirmation ; Létiévant, dans son livre si riche en faits intéressants, rapporte seize cas de névrectomie pour tétanos traumatique, avec dix succès sur six insuccès. Que devient après cette simple comparaison la valeur de l'élongation ? N'aurait-on pas pu la remplacer par la névrotomie, plus simple et, quoi qu'en pensent Arthaud et Gilson, infiniment moins dangereuse. A la vérité on peut objecter que la névrectomie des nerfs mixtes peut entraîner une paralysie motrice redoutable qui ne complique presque jamais l'élongation ; mais après la névrotomie, la réparation se fait en général très vite ; rien n'empêche d'ailleurs d'aviver plus tard les deux bouts ou d'en faire la suture, et mieux que tout cela, on pourra faire la section du nerf par écrasement (neurotripsie, Verneuil), véritable névrotomie dans l'intérieur même de la gaine après laquelle la régénération est assurée.

Donc, si nous comparons l'élongation d'une part aux moyens médicaux, d'autre part à la névrotomie, nous voyons que sa valeur thérapeutique n'est en aucune façon supérieure. Si elle diffère par quelque chose de la névrotomie, c'est par les dangers qu'elle provoque.

Vraisemblablement l'appréciation que nous développons ici s'accorde dans une large mesure avec l'opinion générale des chirurgiens, car dans ces dernières années l'opération n'a pas été pratiquée, du moins nous n'en avons pas trouvé les observations.

Le traitement médicamenteux, les manœuvres tirées de l'indication causale (ablation du corps étranger, excision des cicatrices vicieuses, etc.) constituent la véritable thérapeutique du tétanos, thérapeutique à laquelle on peut ajouter la névrotomie ou la neurotripsie, lorsque le début sera bien localisé à un nerf particulier dont les muscles correspondants seraient les premiers le siège de contracture ou de convulsion.

L'élongation des nerfs ne doit être jamais pratiquée dans le traitement du tétanos. — Telle est notre conclusion ; c'est aussi celle à laquelle aboutit Mayer dans un article du *Prag. med. Wochen.*, 1883, n⁰ˢ 34-38. Cet auteur admet que le tétanos est une maladie spéciale inflammatoire de la moelle épinière, précédée d'une névrite. En élongeant le nerf, on irait dès lors contre la règle générale qui consiste à laisser les parties enflammées soigneusement en repos.

De plus Mayer s'appuie sur la raison capitale que nous avons surtout cherché à développer, à savoir que la traction des nerfs retentit sur la moelle, et que la lésion médullaire est certainement de nature à compliquer gravement l'affection.

CHAPITRE VII

VALEUR DE L'ÉLONGATION
DANS LE TRAITEMENT DES TICS DOULOUREUX
ET NON DOULOUREUX DE LA FACE

Dans ce chapitre nous avons groupé tous les cas dans lesquels le facial a été élongé, afin d'embrasser d'un coup d'œil les résultats que donne, quand on l'applique sur ce nerf, l'opération dont nous essayons de compléter l'histoire.

Le tic douloureux de la face n'est autre chose que la névralgie épileptiforme du trijumeau ; pour son traitement, on a eu recours à des opérations variées ; tantôt on a élongé, réséqué ou simplement sectionné telle ou telle partie du trifacial ; tantôt c'est au nerf de la septième paire que l'acte opératoire a été adressé.

L'opinion générale des chirurgiens paraît sur ce point mal assurée ; il nous semble cependant que l'hésitation n'est pas permise. Lorsque les convulsions faciales s'accompagnent de douleurs vives, c'est le nerf sensitif de la région qui est surtout en jeu ; la contraction spasmodique des muscles du visage est due à une excitation réflexe dont le point de départ est dans les douleurs elles-mêmes ; dès lors, théoriquement, c'est à l'une des branches du trijumeau qu'il faut s'adresser pour obtenir la guérison des accidents.

On choisira celle qui paraît particulièrement douloureuse et on lui appliquera les règles que nous avons cherché à déterminer pour la névralgie de la troisième paire, c'est-à-dire l'arrachement pour le nasal ou le frontal, l'excision pour le sous-orbitaire, pour le dentaire inférieur; la résection pour le ganglion de Meckel qui a surtout donné des résultats excellents à Heustis et à Thomas Chavasse.

La simple théorie conduit donc à rejeter l'élongation du facial pour le tic douloureux. Les faits donnent à cette appréciation une consécration éclatante: le facial a été élongé cinq fois dans ces conditions; ces cinq cas ont été suivis d'insuccès. Quand nous disons cinq fois, nous n'avons en vue que les observations consignées sur nos tableaux où nous n'avons accepté que celles qui sont pourvues de renseignements suffisants.

Les autres faits relégués à la fin du mémoire ne sont mentionnés que dans le seul but de servir au bibliographe plus heureux que nous qui pourrait mettre la main sur leur texte; elles ne rentrent pas en ligne de compte dans nos discussions.

Revenant à nos cinq faits, nous constatons que, dans les cas les plus favorisés, le chirurgien n'a obtenu qu'une amélioration passagère de très courte durée (cas de Martin Bernhardt).

Dans l'observation de Gross les douleurs cessèrent en même temps que se produisait une paralysie faciale complète; mais bientôt la paralysie disparut et les douleurs revinrent avec la motilité.

Le fait récent de Kaufman est tout à fait analogue: l'élongation fut faite deux fois; après la première, légère parésie de la bouche et du menton; séance tenante, une nouvelle élongation est faite sur une partie plus centrale du nerf: les muscles de la joue et du menton sont complètement paralysés ; au bout de quelques jours tout était revenu, douleurs et convulsions ; le malade, lassé, refusa toute intervention nouvelle.

Le cas de Glarus Zezas, publié l'année dernière, paraît s'être bien terminé ; mais on remarquera qu'il n'a été suivi que quelques semaines, ce qui enlève à l'observation une grande partie de sa valeur.

Enfin dernièrement, dans le *Centralblatt neurologische,* Martin Bernhardt a publié une nouvelle observation dans laquelle la guérison ne se maintint que quelques mois : l'élongation du facial fut pratiquée le 16 janvier ; dans le courant du mois de mai il n'y avait plus trace d'amélioration.

Ces faits permettent par conséquent d'émettre ici cette proposition formelle : il ne faut pas élonger le facial dans le tic douloureux de la face ; il faut agir sur le trijumeau.

Tic non douloureux. — Dans ce deuxième cas la question est tout à fait différente ; le facial tient sous sa dépendance exclusive les phénomènes morbides ; c'est sur lui qu'il faut agir. Comment? — Remarquons immédiatement que, pour ce nerf moteur, il convient de raisonner comme nous l'avons fait pour les nerfs mixtes ; c'est aux procédés ordinaires (dits médicaux) de la thérapeutique qu'il faut comparer l'élongation du facial. Il n'est pas permis de faire entrer en ligne de compte la section du nerf, qui s'accompagnerait forcément d'un accident toujours grave : la paralysie complète de la face. Pour guérir le malade, il faut supprimer les convulsions sans faire disparaître la contractilité physiologique des muscles innervés par la septième paire. Ce résultat difficile à obtenir, l'élongation du facial peut le donner et le donne en réalité souvent, si bien que le tic non douloureux de la face est une des affections qui bénéficient le plus de la méthode thérapeutique à laquelle ce mémoire est consacré.

Comme pour le tic douloureux, les faits sont très démonstratifs. Mais avant d'invoquer ces arguments cliniques, montrons que le tic non douloureux constitue une affection très rebelle aux procédés thérapeutiques ordinaires, et relève par conséquent d'une thérapeutique sanglante, chirurgicale.

Nous trouvons cette démonstration toute faite dans le travail de M. Bernhardt sur la pathologie et le traitement des crampes faciales : cet auteur a consacré à ce sujet un mémoire qui, pour être compliqué de certains détails diffus, n'en est pas moins très substantiel et fort recommandable. M. Bernhardt cite sept observations de crampes faciales; chez quatre malades, l'électricité sous toutes ses formes, le traitement interne le plus varié, furent également infructueux. Dans trois cas l'élongation du facial fut faite, et bien que les résultats obtenus n'aient pas été parfaits, ils ont été infiniment meilleurs.

Ce serait une erreur de croire cependant que l'élongation du facial guérit radicalement et facilement les convulsions. Deux dangers sont à craindre et de fait se réalisent très souvent, c'est le retour des convulsions ou bien la persistance d'une paralysie qui devient définitive.

Dans le fait de Baum, l'un des plus favorables, neuf mois après l'affection récidiva. Par contre, dans le cas de Schussler, la paralysie dura six mois; à ce moment les contractions revinrent atténuées, intermittentes, et dans les intervalles le muscle resta parésié. De même dans le fait de Eulenberg (voir les observations), l'élongation fut suivie d'une paralysie assez grave qui dura plusieurs semaines. De même encore dans les faits appartenant à Martin Bernhardt, une paralysie plus ou moins longue se produisit dans tous les cas; après sa disparition d'habitude incomplète, les contractions revinrent plus ou moins atténuées, mais au total les malades se félicitaient de l'opération ; leur affection était améliorée, sinon guérie. Ajoutons enfin que les cas de Godlee, de Putnam constituent des succès complets qu'il faut, en toute justice, mettre à l'actif de l'élongation du facial. Toutefois il faut, même dans les cas les plus heureux, se défier de l'avenir ; la récidive, en général légère, vient presque toujours. Le cas de Godlee, donné par tous ceux qui ont écrit sur ce sujet comme une guérison définitive, n'a été qu'un succès temporaire ; moins d'un an plus tard, Godlee eut l'occasion de revoir son malade et constata quelques contractions spasmodiques dans le muscle orbiculaire des paupières, contractions accompagnées d'une légère névralgie sous-orbitaire : un vésicatoire, de la quinine, les firent disparaître de nouveau ; il ne resta plus qu'une certaine raideur des paupières.

En somme l'élongation du facial donne très souvent des résultats cliniques appréciables ; ces résultats ne sont pas toujours complets, mais ils sont toujours heureux ; nous voulons dire que l'opération n'entraîne jamais d'accidents, n'expose à aucun danger, dernier avantage infiniment appréciable.

La découverte de ce nerf n'est pas très difficile à cause de la fixité de ses rapports ; sans doute la région du trou stylo-mastoïdien est périlleuse, mais elle est abordable pour tout chirurgien exercé, et les points de repère sont nombreux qui conduisent avec assurance le bistouri sur le tronc nerveux. De plus, on peut sans crainte tirer sur le bout central aussi bien que sur son extrémité périphérique. Le trajet long et sinueux que suit ce nerf dans l'aqueduc de Fallope ne permet pas à la traction de retentir jusqu'à l'encéphale ; et les racines du nerf restent en dehors de toute atteinte même dans les élongations les plus énergiques.

Comme on a pu le voir dans le chapitre *Accidents et dangers de l'élongation*, chapitre auquel nous avons à dessein donné de grands développements, c'est surtout le retentissement de la traction sur les centres qui ést gros de complications; ce retentissement supprimé, l'élongation devient aussi simple dans ses conséquences que dans son manuel opératoire. Le nerf facial présente à ce sujet d'heureuses dispositions anatomiques dont le chirurgien doit savoir profiter.

CHAPITRE VIII

VALEUR DE L'ÉLONGATION
DANS LES CONTRACTURES, LES SPASMES TRAUMATIQUES ET L'ÉPILEPSIE RÉFLEXE

Nous avons cru devoir réunir dans ce chapitre des observations qu'on a jusqu'ici séparées, mais dont l'analogie est pourtant bien apparente; il y a avantage à réduire le nombre des groupes de lésions nerveuses.

Si nous avons cru devoir tracer des règles et tirer des conclusions, il importe que les unes et les autres soient aussi générales que possible ; la bonne clinique se fait essentiellement avec des vues d'ensemble ; le praticien doit savoir comment il faut agir en présence de tel ou tel ordre de symptômes ; les particularités, variables à l'infini, doivent moins l'intéresser que les grands caractères des affections, qui sont après tout toujours semblables à elles-mêmes et cachent une grande unité sous leurs apparentes métamorphoses.

Le torticolis rotatoire spasmodique ou non, les contractures des membres, l'épilepsie réflexe localisée à telle ou telle partie du corps, sont soumises aux mêmes lois physiologico-pathologiques, et ne doivent pas, à notre avis, faire ici l'objet de chapitres distincts.

Dans ce paragraphe nous avons réuni tous les cas de ce genre afin de pouvoir apprécier la valeur de l'élongation du nerf spinal, de même que dans le chapitre précédent nous l'avons fait pour le nerf de la septième paire.

Ici le raisonnement doit changer, car si au sujet du nerf facial la comparaison ne peut être faite qu'entre cette opération et les moyens médicaux, il n'en est pas de même pour la branche externe du spinal. Ce tronc nerveux peut être réséqué sans grand inconvénient ; en effet il est destiné aux muscles sterno-cléido-mastoïdien et trapèze ; mais ces muscles recevant un grand nombre d'autres filets nerveux émanés des paires cervicales, leur paralysie, leur impotence complète n'est pas à redouter.

Il est évident que l'électricité et tous les moyens mis d'habitude en usage devront être utilisés contre le torticolis ; ce n'est que lorsque la série de ces moyens aura été épuisée, qu'on songera à l'intervention chirurgicale. Il faudra choisir entre l'élongation et l'excision. Laquelle vaut le mieux ? Telle est la question à résoudre.

Il suffit de jeter un coup d'œil sur les tableaux correspondants pour se convaincre que la résection du spinal est la méthode de choix, la véritable opération curative. .

Dans un cas seulement, celui de Mosetig von Morhoof, l'élongation a été suivie d'un résultat heureux, et encore fut-il nécessaire que ce chirurgien élongeât les deux nerfs spinaux très violemment.

L'élongation portée ainsi à son degré extrême peut donner un aussi bon résultat que la résection, mais il convient d'avoir toujours présents à l'esprit les graves accidents qui peuvent la compliquer. La branche externe du spinal n'est pas loin de ses racines, le retentissement sur le bulbe et la moelle cervicale est véritablement dangereux. Cl. Bernard arrachait ainsi par une traction brusque les racines du spinal chez les chats qui servirent à ses célèbres expériences sur les fonctions de ce nerf.

Il résulte de ceci qu'on ne peut se permettre sur le spinal qu'une élongation modérée et c'est précisément là ce qui fait que cette opération doit être rejetée ; les faits en démontrent d'ailleurs l'insuffisance absolue. Southan (obs. 370), Morgan dans ses deux faits (*Lancet*, avril 1879), Kuster, Picoladini (obs. 358 et 363) n'ont obtenu que des améliorations passagères ou des insuccès immédiatement évidents.

Southam dut, après l'élongation, pratiquer la résection qui fit disparaître le torticolis.

En revanche la résection a donné des résultats généralement bons. Les faits qui plaident le mieux en faveur de cette opération sont ceux dans lesquels le nerf a été d'abord élongé sans résultats, puis réséqué avec succès. Le premier fait de Hansen est tout à fait démonstratif ; celui de Southan mérite aussi d'être retenu ; après l'élongation les spasmes furent beaucoup diminués, mais ils ne disparurent pas complètement ; l'amélioration ne fut que temporaire, et le spasme clonique revint graduellement à la fois dans la tête et le bras ; au bout de six semaines les accidents avaient repris leur intensité première. L'excision du nerf fut faite ensuite ; mais l'auteur eut le tort de ne pas réséquer la branche externe à son origine ; la partie du nerf enlevée était périphérique par rapport aux branches du sterno-mastoïdien ; dès lors pas de succès possible. On se gardera bien de commettre cette faute ; il faudra toujours exciser la branche externe jusqu'au voisinage de sa bifurcation, toujours au-dessus des branches musculaires qu'elle fournit. Pas plus pour le spinal que pour les autres nerfs, il ne nous paraît indiqué de donner ici le manuel opératoire de l'élongation. Si la nature de ce sujet comportait pareil développement, nous nous empresserions de donner comme exemple à suivre l'opération que fit

Tillaux dans un cas mémorable où la résection du spinal lui donna un éclatant succès. Qu'il nous suffise de renvoyer le lecteur à l'observation de cet éminent chirurgien. Disons simplement qu'il s'agissait d'un torticolis fonctionnel invétéré ayant résisté aux efforts combinés de Vulpian et Desnos, à toutes les ressousces de la thérapeutique. Tillaux fit la résection le plus haut possible; il rejeta l'élongation de peur d'amener des accidents bulbaires. Le résultat fut très bon: il se produisit bientôt une grande amélioration. Du côté de la voix, aucun phénomène particulier ne se montre, malgré la théorie de Cl. Bernard sur les fonctions spéciales du spinal; il est vrai que le spinal de l'autre côté existait encore et pouvait à la rigueur suffire à jouer le rôle assigné par l'illustre physiologiste au trapèze et au sterno-cléido-mastoïdien dans la phonation. D'ailleurs ce serait là un mince inconvénient.

La conclusion se dégage donc ici avec toute la clarté désirable; dans les cas de torticolis grave, spasmodique ou non, après l'insuccès bien constaté des moyens médicaux longtemps employés, il faudra réséquer le nerf spinal. L'élongation est insuffisante, elle n'a pas ou presque pas de valeur clinique.

Passons maintenant aux contractures ou spasmes toniques des muscles. Les uns sont d'origine traumatique; les autres tiennent à une lésion plus ou moins apparente des centres nerveux. Ces derniers ont déjà trouvé leur place en partie dans les affections diverses de la moelle ou du cerveau; ce sont les premiers qui méritent surtout notre attention. Nous nous y arrêtons d'autant plus volontiers que l'année dernière (décembre 1884) cette question fut le sujet d'un très intéressant rapport de notre savant maître Chauvel, à propos d'une observation communiquée par Poulet, agrégé du Val-de-Grâce, à la Société de chirurgie.

Cette observation très soigneusement recueillie mérite d'être reproduite dans ses grandes lignes que voici :

Un tirailleur algérien est atteint le 14 décembre 1883 par une balle cylindro-conique qui lèse à la fois l'artère humérale, le médian et le cubital. Immédiatement après la blessure, se produit un tremblement qui ne fait que s'accroître après la cicatrisation des plaies, alors que la main reste complètement paralysée. La main et l'avant-bras sont serrés contre la poitrine avec force et agités de petits mouvements fibrillaires. Si on cherche à mouvoir le membre, les oscillations augmentent. Les réflexes tendineux du poignet ont disparu.

Poulet pratique l'élongation du radial, du cubital et du médian.

Dès la fin du sommeil chloroformique on peut constater que les contractions épileptoïdes ont cessé. Les mouvements volontaires des muscles auparavant en trépidation épileptoïde sont devenus possibles dans une certaine mesure ; la main reste la même ; les troubles de sensibilité persistent.

Chauvel fait ressortir la rareté de pareil accident et par conséquent l'intérêt de cette observation.

En terminant son travail, ce dernier auteur regrette de n'avoir pu rechercher, dans les cas de Chandler et dans ceux d'Omboni, s'il en est quelques-uns qui ressemblent à celui de Poulet et dont l'étude comparée puisse jeter quelque jour sur la valeur de l'intervention chirurgicale. Nous avons naturellement cherché à remplir cette tâche, mais sans grand succès.

Il suffit de jeter un coup d'œil sur le tableau de Chandler : *spasmodic affections; mimic spasmes*, pour se convaincre qu'il s'agit de tout autre chose que de contractures musculaires. Dans le premier fait seul, celui d'Andrews, existaient des spasmes ; mais ce fait n'est pas à sa place ; nous l'avons classé dans les affections diverses des centres nerveux, car la cause de ces désordres musculaires était une myélite traumatique. Les autres faits, au nombre de 14, sont de simples névralgies traumatiques rangées par nous dans le chapitre des névralgies, dont ils ne diffèrent ni par les symptômes, ni par les résultats généraux du traitement.

Si d'autre part nous nous reportons au tableau d'Omboni : *Contrazioni spasmi clonici* (p. 215), nous constatons tout d'abord que sur les vingt-cinq faits qui s'y trouvent consignés, trois, inscrits au nom de Bernhardt, n'existent pas ; il en attribue six à cet auteur qui, dans le mémoire que nous avons traduit *in extenso* et dont nous avons souvent parlé, rapporte bien en effet six observations ; mais trois d'entre elles n'ont aucun rapport avec l'élongation, les malades ayant été soignés, sans succès d'ailleurs, par les procédés dits médicaux (électricité, etc.). Omboni a cité ces faits sans les avoir suffisamment étudiés, moyen commode et imprudent à la fois ; on peut ainsi grossir les chiffres d'une statistique, mais la démonstration n'y gagne rien. La qualité est infiniment supérieure à la quantité en pareille matière ; après avoir fait de véritables efforts pour ne rapporter que des observations exactes et complètes, il ne nous déplaît pas d'appuyer ici sur cette remarque générale.

Des vingt-deux faits consignés par Omboni dans ce chapitre, nous devons retrancher celui de Germon qui nous est totalement inconnu ; l'auteur italien ne donnant pas d'indication bibliographique, nous ne sommes qu'à demi certain de son authenticité, et nous le reléguons avec les faits imaginaires de Bernhardt.

Les vingt et une observations qui restent sont consignées dans nos tableaux ; nous avons pu les lire, sinon *in extenso* dans l'original, du moins dans un résumé substantiel et précis. Elles se décomposent ainsi : quatorze faits ont trait à l'élongation du facial ; quatre à celle du spinal (torticolis) ; les trois autres concernent le plexus brachial, le sous-orbitaire ou le sciatique. Des contractions du facial et du spinal nous n'avons plus rien à dire (V. chapitre VII). Quant aux autres observations qui appartiennent à Omboni, Davidson et à Blum (cas publiés par Carafi), elles n'ont avec le cas de Poulet que des rapports très lointains. Le fait d'Omboni doit être placé dans le chapitre des névralgies, les muscles n'y étaient pas contracturés ; celui de Davidson est un cas banal de névralgie faciale ; enfin celui de Blum offre ceci de très particulier que le malade était hystérique ; c'est après un traumatisme léger que l'affection se développa.

En poursuivant cette étude, nous trouvons des cas analogues dans notre propre tableau consacré aux *contractures et spasmes traumatiques*.

D'abord le fait de Panas est tout à fait digne d'intérêt : il s'agit d'une lésion traumatique (coup de couteau) du sciatique devenu névromateux ; il en résulta des douleurs vives accompagnées d'épilepsie partielle ; le résultat fut plus heureux que dans le fait de Poulet ; dès le lendemain de l'élongation, les douleurs avaient complètement disparu, et bientôt la guérison fut rapide et complète.

Nous ne rappelons que pour mémoire l'observtaion de Nussbaum, observation célèbre et souvent citée dans ce travail ; comme celle de Callender, celle de Hower, celle d'Israël, elle est des plus favorables à l'intervention chirurgicale.

L'élongation du plexus brachial, du sciatique ou de tout autre nerf mixte paraît donc indiquée dans les cas de contractures ou spasmes des muscles correspondants ; si la guérison n'est pas complète, on obtiendra toujours une amélioration plus ou moins marquée.

Le pouvoir de transmission est affaibli dans les tubes conducteurs; de plus, la moelle réagit favorablement. Enfin on peut avoir recours à cette opération sans dangers, jusqu'ici il n'y a pas eu d'accidents imputables au traumatisme chirurgical.

En lisant ce chapitre, et en comparant les statistiques des auteurs qui nous ont précédé, celles de Chandler, d'Omboni par exemple, avec la nôtre, on a sans doute été frappé de voir certains faits classés différemment. Lorsqu'on établit les tableaux on est souvent embarrassé, les spasmes traumatiques, les contractures, les épilepsies réflexes, les tics douloureux ou non, les torticolis spasmodiques, formant presque une même famille dans laquelle il est difficile d'établir des distinctions. De là des appréciations différentes selon la manière de voir de chacun. Ainsi, au contraire de Chandler, nous avons placé les névralgies traumatiques dans le chapitre des névralgies ordinaires, estimant que la nature de la cause est insuffisante pour faire une classe à part.

Il nous a semblé logique de placer ensemble tous les faits d'élongation du spinal, et comme ce nerf a toujours été élongé pour des convulsions toniques ou cloniques, les contractures et les spasmes des membres trouvaient ensuite leur place naturelle.

Une difficulté tout à fait spéciale concerne le classement des observations de spasmes traumatiques et de tétanos traumatique. La différence entre ces deux affections est aussi peu tranchée que possible; beaucoup de cas sont intermédiaires; des spasmes on peut aller jusqu'au tétanos en suivant une gradation régulière d'accidents de plus en plus fâcheux. Nous avons dû trancher la question en plaçant dans les spasmes traumatiques les faits dans lesquels l'affection est tout à fait localisée à un membre ou un segment de membre. Le chapitre du tétanos ne contient que des faits où cette affection était franchement évidente.

Ce mode de groupement est le plus conforme aux lois de la pathologie; il a de plus un avantage particulièrement estimable ; il nous a permis de terminer chacun de ces chapitres par des conclusions dont la netteté n'aura peut-être pas échappé au lecteur. Après avoir montré combien l'élongation convenait peu dans le traitement du tétanos, nous avons pu établir la valeur, relative sans doute, mais réelle de l'élongation dans les spasmes traumatiques.

Disons enfin que dans l'épilepsie réflexe avec aura nettement localisée (cas de Czerny, de Nussbaum), l'élongation du nerf intéressé mérite la même appréciation que dans les contractures ou les spasmes.

Sans doute à première vue on pourra s'étonner de voir la résection du nerf conseillée dans le torticolis, véritable contracture tonique ou clonique des muscles du cou, et l'élongation dans les autres spasmes traumatiques. Les affections étant analogues, pourquoi la conduite à tenir est-elle différente? — Cela tient aux rapports anatomiques des nerfs eux-mêmes : on ne peut élonger la branche externe du spinal sans danger; de plus sa résection ne s'accompagne que d'une paralysie partielle, à cause des autres rameaux moteurs qui le suppléent; le plexus brachial, le sciatique, etc., au contraire, ne peuvent être réséqués sans de grands inconvénients; on ne peut que les élonger.

La conclusion générale de ce chapitre est donc celle-ci : résection du spinal dans le torticolis, élongation du ou des nerfs correspondants dans les spasmes traumatiques et l'épilepsie réflexe.

CHAPITRE IX

VALEUR DE L'ÉLONGATION
DANS LES PARALYSIES PÉRIPHÉRIQUES
(LÈPRE ANESTHÉSIQUE, ATROPHIE DU NERF OPTIQUE)

Nous allons voir dans ce chapitre que l'élongation des nerfs a été faite pour réveiller la sensibilité disparue, ranimer la nutrition compromise, et même rappeler la force musculaire d'un membre malade. C'est précisément pour des accidents diamétralement opposés qu'elle a été pratiquée dans les autres faits passés jusqu'ici en revue dans ce travail ; si bien que, sans risquer une comparaison plaisante, il est permis de remarquer que l'élongation sert tour à tour à éteindre le pouvoir sensitivo-moteur, et au besoin à le ranimer.

Cette situation jette un jour fâcheux sur la valeur de l'élongation dans les paralysies périphériques, car, aussi haut que parlent les faits, ils perdent toujours infiniment à être invraisemblables. Néanmoins, pour rester critique impartial, il importe d'être d'abord narrateur fidèle ; aussi passerons-nous en revue les faits et les affirmations, en commençant par les paralysies périphériques proprement dites.

Le premier fait en date est celui de Blum : l'élongation

du nerf médian et du nerf radial firent revenir la sensibilité dans la zone de ces nerfs ; de plus les troubles trophiques disparurent, et la motilité s'améliora dans les parties
paralysées. Plus tard même on constata une légère hypéresthésie au tiers externe et antérieur de l'avant-bras.

Gérard Bomfort, Von Muralt, Mac Leod rapportent des
faits analogues, toutefois remarquons immédiatement que
les deux premiers peuvent être éliminés : dans le cas de
Von Muralt il s'agissait d'une paralysie du nerf radial consécutive à une fracture du bras ; or ces paralysies peuvent
guérir spontanément ; c'est une erreur de croire qu'elles
soient toujours dues à l'enclavement ou à la compression
du radial. Ce nerf est quelquefois déchiré par un fragment,
au moment même où se fait la fracture. La lésion des fibres
nerveuses se répare ensuite selon le processus ordinaire de
la régénération nerveuse.

Dans le cas de Mac-Leod il y avait hypéresthésie et atrophie. Le malade fut amélioré, mais au point de vue seulement de la sensibilité ; l'atrophie persista.

Dernièrement l'élongation fut faite pour une paralysie
périphérique par un chirurgien français, Vieusse : il s'agissait d'une paralysie du radial droit consécutive à une
plaie de l'avant-bras. L'impotence musculaire, la sensibilité, les troubles trophiques dans la sphère du nerf médian, en furent la conséquence. Six mois après, l'élongation fut faite, la sensibilité revint et les troubles trophiques
diminuèrent ; la paralysie musculaire persista.

Pas plus que le professeur Chauvel, rapporteur de cette
observation, nous ne pouvons expliquer ce résultat.

Tout aussi bizarres sont les faits de Simon (V. Pièces justificatives) qui, intervenant dans un cas de paralysie infantile, obtint par l'élongation une meilleure nutrition des
muscles ; celui de Sonnenburg qui guérit ainsi une paraly-

sie traumatique du sciatique, et celui de Poulet (du Val-de-Grâce) qui vient dernièrement d'obtenir une amélioration marquée par l'élongation du sciatique poplité.

Pour expliquer tous ces faits nous pourrions invoquer le retentissement de l'élongation sur la moelle, nous servir de l'action réflexe, comparer l'élongation à une vigoureuse excitation électrique ranimant tout à coup le nerf intéressé, etc.; mais nous préférons garder une sage réserve et sur la question des paralysies périphériques ne formuler ni théorie ni conclusion.

Au sujet de la lèpre anesthésique, la question ne paraît pas moins embrouillée. Mac Leod, de Calcutta, le premier traita cette affection par l'élongation des nerfs ; Lawrie et Wallace, dans l'Inde, la pratiquèrent un certain nombre de fois avec un succès presque constant. Cecherelli et Chandler en ont réuni trente-quatre faits, tous suivis de succès. De plus Downes, de Kashmir, dans le *Report of the mission's hospital*, a cité bon nombre de faits heureux. Enfin A. Nevé à qui nous empruntons tous ces détails rapporte dans l'*Edimburgh medical* l'histoire de quatre-vingt-dix malades parmi lesquels quatre-vingt-quatre ont été guéris. Soixante-quinze élongations sont personnelles à Neve qui n'eut qu'un insuccès. Cet auteur fait remarquer que l'opération est la plus simple du monde, qu'il n'y a jamais d'accident, qu'avec le retour de la sensibilité la nutrition devient régulière, que le système moteur du membre malade n'est jamais endommagé, enfin que l'opération est parfaite et qu'un grand avenir lui est réservé.

Il est impossible de mieux dire que Neve, mais il est impossible aussi d'être moins convaincant. Son travail ressemble à une leçon faite à des élèves ; il n'y a que des affirmations et des conclusions; le désir de persuader ne s'y fait pas un seul instant sentir. Le terrain se dérobe donc ici sous nos pieds; Neve et son mémoire échappent à la discussion.

Comme pour les paralysies périphériques, il nous a paru difficile de tirer une conclusion ferme au sujet de la lèpre anesthésique ; sans doute nous n'avions qu'un goût très médiocre pour l'intervention chirurgicale ; mais notre opinion n'était en aucune façon solide, lorsque nous avons eu l'idée d'écrire au professeur Leloir, de Lille, qui prépare actuellement sur la lèpre anesthésique un ouvrage très étendu. Leloir, par sa compétence en affections cutanées, les récents voyages qu'il vient d'entreprendre dans le but d'étudier la lèpre, l'étude spéciale enfin qu'il a faite du sujet, peut mieux que personne en France apprécier la valeur de l'élongation dans l'affection qui nous occupe. Sa manière de voir mérite donc toute notre attention ; la voici telle qu'il a eu la gracieuse obligeance de nous la faire parvenir :

« L'élongation des nerfs dans la lèpre dite anesthésique ne peut être considérée comme une opération curative en aucun cas. Les seuls bienfaits que le malade puisse tirer de cette opération sont, dans certaines circonstances, la disparition plus ou moins complète et plus ou moins durable des affreuses douleurs névralgiques, qui font de quelques lépreux anesthésiques de véritables martyrs. — Mais cette opération ne fera jamais disparaître que les douleurs dépendant de la névrite *du seul nerf « élongé »* Elle ne me semble pas (et ç'est là un fait d'observation) pouvoir faire disparaître les douleurs névralgiques suivant le trajet *des autres* nerfs. Car les phénomènes nerveux de la lèpre dite anesthésique dépendent uniquement, selon moi, de lésions des troncs nerveux et des nerfs périphériques, et nullement des centres nerveux (moelle, cerveau, etc.)

« L'existence de lésions du système nerveux central dans

la lèpre trophoneurotique est loin d'être démontrée, et tout me porte à croire qu'elle ne le sera jamais. — On ne peut donc espérer, en pratiquant l'élongation d'un nerf, produire ainsi une action sur des centres nerveux malades.

« Quoi qu'il en soit, l'élongation des nerfs ne m'a paru produire de résultat que sur le *phénomène douleur*. Cette opération tend à être abandonnée par les médecins norwégiens, qui, pour combattre ces douleurs névralgiques, emploient, avec un certain succès, les ventouses scarifiées appliquées *le long* du trajet des nerfs malades, et le salicylate de soude à l'intérieur. Je pense que l'emploi de l'aconitine (administrée soit par le tube digestif, soit sous forme d'injections sous-cutanées), les pulvérisations d'éther, de chlorure de méthyle, ne doivent pas être non plus négligés.

« Mais pour en revenir à l'élongation des nerfs, je me résume en disant qu'elle doit être considérée comme une opération, uniquement palliative, mais en aucun cas curative, et que l'on ne devra la pratiquer que lorsque tous les moyens médicaux auront échoué. »

Nerf optique. — Nous serons très bref sur l'élongation de ce nerf. Wecker le premier l'a préconisée et en a décrit le manuel opératoire; les résultats qu'il a obtenus ont été très médiocres. Dans aucun cas la vision n'est revenue. Cependant, lorsqu'il existe des douleurs, elles peuvent s'atténuer, et dans un fait de Pamard les vertiges du malade disparurent en grande partie.

De même Landesberg a pratiqué vingt et une élongations sur treize malades avec quelques succès : douze élongations amenèrent une amélioration transitoire; cinq fois cette heureuse modification persista. Cet auteur a pu voir chez quelques opérés revenir en partie la vascularisation de la papille.

Ces résultats à peine appréciables et très inconstants sont peu encourageants ; comme le remarque Landesberg lui-même, les indications de cette opération ne sont pas nettement posées. Cependant il paraît préférable de la pratiquer lorsqu'il existe encore une certaine acuité visuelle, car, dit-il, si l'on attend que la vision ait complètement disparu, la névrite optique est trop avancée ; aucune amélioration n'est possible.

Il nous paraît que, même dans les cas où l'acuité visuelle persiste encore à un certain degré, le bénéfice de l'opération est bien minime, sinon tout à fait nul. Deux faits inédits de Badal peuvent être donnés à l'appui :

Obs. 167. — B... Emma, 34 ans, Bordeaux. Atrophie du nerf optique. Élongation du nerf optique. En quittant la clinique quelques jours après, cette malade déclare y voir un peu mieux.

Obs. 168. — A... 55 ans, marchande, Bordeaux. Glaucome chronique irritatif O. G. 9 juillet, élongation du nerf optique. Aucun résultat ; la vision n'est pas meilleure, il n'y avait pas de douleurs notables avant l'opération ; à la sortie de l'hôpital même état.

Si l'élongation du nerf optique devait être conservée, ce serait uniquement pour les lésions chroniques douloureuses de l'œil, l'ophtalmie sympathique par exemple. On sait que, pour quelques auteurs, le nerf optique serait en cause dans cette dernière affection ; la physiologie pathologique a bien démontré qu'il n'en est rien ; les accidents sont sous la dépendance du trijumeau. Néanmoins on a recommandé la section et même la résection du nerf optique.

Dernièrement Schweiger, de Berlin (*Arch. für Heilkunde, XVI*) [1], a écrit, sur le manuel opératoire et les in-

---

1. Résumé in *Prag. med. Wochens.*, n. 24, 14 juin 1885.

dications de cette opération, un article intéressant. Schweiger estime que la résection du nerf rend autant de services que l'énucléation et qu'elle a sur cette dernière opération l'avantage d'être plus facilement acceptée par les
malades.

Ce que Schweiger dit de la résection peut se dire de l'é-
longation du nerf optique. Il n'y aurait pas d'inconvénient
à tenter d'abord cette opération, que Wecker, Kummel,
Landesberg, Badal, Pamard, s'accordent à regarder comme
comme innocente.

Néanmoins ces résultats sont si peu avantageux que nous
ne saurions recommander d'y avoir recours.

CONCLUSIONS GÉNÉRALES

1. L'élongation des nerfs constitue un procédé thérapeutique spécial par son mode d'action. Son influence se fait sentir jusque sur les centres nerveux, la moelle en particulier. Il en résulte une paralysie de la sensibilité avec une conservation relative de la motilité.

2. Ce retentissement de l'élongation sur les centres peut déterminer des hémorrhagies, des phénomènes inflammatoires et chroniques de la plus haute gravité.

3. L'élongation des nerfs est par conséquent une méthode thérapeutique beaucoup plus large dans ses effets et dans ses applications que la névrotomie, la névrectomie ou la neurotripsie. Elle est aussi beaucoup plus dangereuse. Son mode d'application nécessite une circonspection et une prudence très grandes.

4. D'une façon générale il ne faudra l'employer que pour les nerfs mixtes; la section ou la résection conviennent mieux aux nerfs sensitifs; mais il existe certaines différences essentielles pour les divers troncs nerveux.

5. Dans les névralgies de l'ophtalmique de Willis on peut choisir entre la résection et l'élongation du frontal et du nasal. Les résultats sont les mêmes. Cependant l'élongation, ou mieux l'arrachement du nasal, doit être préférée à cause de sa grande facilité et de son innocuité absolue. L'élongation ou l'arrachement du nasal, assez bon dans le glaucome chronique, est une *opération excellente pour le glaucome aigu*. Il est *également très précieuse* dans le traitement *des douleurs ciliaires aiguës ou chroniques* et

mérite de passer dans la pratique chirurgicale courante.

6. Dans les névralgies sous-orbitaires, il faudra réséquer le nerf, au besoin extirper le ganglion de Meckel. La résection convient aussi au nerf dentaire.

7. L'élongation des nerfs mixtes pour névralgie pourra être essayée dans les cas rebelles; on commencera par le procédé non sanglant. L'élongation du sciatique est plus dangereuse qu'utile dans le tabes et les diverses affections de la moelle.

8. Le tétanos n'est pas plus efficacement traité par l'élongation que par la névrotomie. La première peut rendre des services dans les spasmes traumatiques, dans le tétanos localisé au début; elle agit alors en interrompant le courant nerveux. Il paraît plus prudent de lui substituer une simple section nerveuse qui n'a point l'inconvénient d'ajouter une nouvelle irritation à la moelle. La neurotripsie est le procédé de choix. On pourra s'en servir dans les cas, rares d'ailleurs, où les accidents seront bien localisés à un ou plusieurs nerfs déterminés.

9. Le tic douloureux sera traité par la résection de la branche du trijumeau intéressée; le tic non douloureux, par l'élongation du facial.

10. Le torticolis grave, invétéré, ayant résisté à tous les moyens ordinaires, sera souvent guéri par la résection de la branche externe du spinal.

11. Dans les contractures, les spasmes traumatiques, l'épilepsie réflexe, l'élongation donne des résultats appréciables, parfois des améliorations définitives.

12. Dans les paralysies périphériques, l'élongation a donné jusqu'ici des résultats contradictoires. — Dans la lépre anesthésique, elle n'agit que contre l'élément douleur et encore avec une efficacité douteuse. — L'atrophie du nerf optique n'est pas améliorée par cette opération,

PIÈCES JUSTIFICATIVES

EXPÉRIENCES

FAITES DANS LE LABORATOIRE DE M. DUPLAY[1]

Professeur de médecine opératoire à la Faculté de médecine de Paris.

Expérience I

13 juin 1885. — Cobaye de moyenne taille. Élongation du sciatique droit après chloroformisation ; le nerf est mis à nu au-dessous du muscle fessier ; une sonde cannelée est glissée au-dessous ; le nerf est chargé sur la sonde, ce qui détermine déjà une élongation assez marquée ; la sonde cannelée étant soulevée davantage l'élongation est plus complète. Après l'opération, paralysie absolue de la motilité et de la sensibilité.

Une heure après l'opération, la motilité est revenue; l'anesthésie persiste.

15 juin. — L'animal va bien : la plaie réunie avec du fil d'argent cicatrise sans accident.

Du côté opéré la sensibilité est absolument supprimée ; la motilité est au contraire intacte.

Du côté qui n'a pas été élongé, la sensibilité paraît normale.

16 juin. — Mêmes phénomènes.

21 juin. — La sensibilité est revenue; l'animal est complètement remis de son opération.

28 juin. — Même état. Il n'y a ni atrophie du membre, ni sensibilité, ni paralysie de la motilité.

2 juillet. — Le cobaye est sacrifié; les deux nerfs sciatiques sont enlevés; celui qui a été élongé est manifestement enflammé, rouge, vasculaire ; à sa surface les vaisseaux sont variqueux. — Le nerf de l'autre côté paraît sain.

1. Ces expériences ont été faites avec le concours obligeant de notre excellent et distingué ami M. Assaky, auquel nous adressons ici nos vifs remerciements.

Expérience II

15 juin 1885. — Lapin de moyenne [taille. — Élongation du sciatique droit pris au-dessous du muscle fessier. La traction est trop forte ; le nerf est arraché à une hauteur indéterminée ; la plaie est recousue avec du fil d'argent.

16 juin. — La sensibilité a complètement disparu du côté opéré ; l'animal remue son membre, à cause de l'innervation spéciale des muscles antérieurs par les nerfs cruraux.

22 juin. — On remarque que la sensibilité est nulle dans les deux membres postérieurs ; du moins l'animal ne paraît nulle part sentir les piqûres profondes que nous lui faisons. Le lapin se sert mal de ses deux jambes de derrière ; au moment des efforts musculaires il présente quelques mouvements convulsifs disparaissant très vite.

Du 22 au 28 juin. — L'atrophie du membre se manifeste ; les membres deviennent flasques, inertes, paralysés. — La sensibilité paraît supprimée des deux côtés ; nous n'osons être affirmatif à ce sujet parce que le lapin est un très mauvais réactif ; il sent mal les piqûres, même lorsqu'il n'a aucune lésion.

6 juillet (à 3 h.). — L'animal est sacrifié : on constate encore une fois l'atrophie très marquée du membre opéré. La sensibilité paraît toujours la même, abolie des deux côtés.

Le nerf sciatique droit est enlevé ; on le trouve brisé à sa partie moyenne ; le fragment inférieur porte un volumineux névrome. Le bout supérieur est plus gros, plus vascularisé que celui du côté opposé.

Le renflement lombaire de la moelle découvert apparaît sain ; il n'y a pas trace d'inflammation ni d'hémorrhagie, pas plus autour de la moelle que dans l'intérieur même de la substance médullaire qui a conservé sa couleur et sa consistance normales.

La plaie opératoire avait suppuré, mais faiblement, au niveau des points de suture. Il s'est produit également une inflammation notable au niveau du renflement du bout périphérique : ce renflement adhère au tissu conjonctif environnant, et doit être disséqué avec soin ; son volume est celui d'un gros pois.

Expérience III

20 juin 1885. — (Lapin n° 2.) L'élongation du sciatique est faite plus haut que dans l'expérience précédente, exactement à l'endroit où le nerf sort du bassin. Les fibres musculaires sont incisées; le nerf est chargé sur la sonde cannelée à l'aide de laquelle on fait une assez légère extension; la force développée a été à peu près de moitié moins forte que celle qui a été déployée pour l'arrachement du sciatique du lapin de. l'expérience II. La traction a été exercée aussi bien dans le sens centripète que dans le sens centrifuge. L'élongation a été faite simplement par l'éloignement de la sonde cannelée de l'axe du membre.

L'animal non chloroformé souffre beaucoup pendant l'expérience et crie très fort.

Immédiatement après l'opération, l'anesthésie des membres postérieurs est complète.

21 juin. — La sensibilité est revenue dans le membre opéré, mais beaucoup moins complète que de l'autre côté où elle est normale.

Du 22 au 28 juin. — Le membre intéressé paraît s'atrophier, mais l'atrophie est beaucoup moins forte que pour le lapin de l'expérience II.

Légère suppuration de la plaie. — La motilité est affaiblie; la sensibilité n'est pas revenue.

6 juillet. — L'animal est sacrifié. — Atrophie du membre très complète; il y a dans le périmètre des deux côtés comparés 2 centimètres et demi de différence. — Les muscles sont mous; à la main, différence très sensible de consistance et de volume.

C'est le nerf sciatique gauche qui a été élongé; ce nerf adhère à la cicatrice de la plaie dans l'étendue de 2 centimètres environ; il est plus gros que celui du côté opposé; il est plus rouge; on trouve, à l'endroit même où la sonde cannelée a été glissée au-dessous de lui, une saillie névromateuse distincte, dure, ayant contracté des adhérences avec les tissus voisins, au milieu desquels il est assez difficile de la disséquer.

Expérience IV

22 juin 1885. — Chien de moyenne taille. — Élongation du sciatique droit découvert au-dessous du muscle grand fessier. Sonde cannelée glissée au-dessous du nerf vivement soulevé et maintenu à l'état d'élongation forte pendant quarante secondes environ. Le nerf, au moment de l'élongation, paraît aplati, devient blanc nacré sur la sonde cannelée.

L'animal, chloroformisé presque complètement, pousse pendant l'élongation des cris douloureux.

23 juin. — Paralysie complète du membre, de la motilité en même temps que de la sensibilité; l'animal arrache ses sutures.

25 juin. — Plaie bourgeonne et se répare; paralysie de la motilité et de la sensibilité; il y a du côté opposé, sur l'autre membre postérieur, une hyperesthésie marquée; l'animal pousse des cris très aigus pour peu qu'on le pique légèrement.

26 juin. — Même état.

28 juin. — Le membre du côté opposé me paraît plus hyperesthésié. Le membre opéré est toujours impuissant; l'animal, d'ailleurs vigoureux et mangeant bien, ne se sert pas de son membre; lorsqu'on soulève l'autre patte, il s'affaisse, ne peut en aucune façon se soutenir sur le membre intéressé. La sensibilité est toujours supprimée.

1er juillet. — Plaie va bien, le membre reprend des forces; sensibilité à peu près nulle.

Dans le courant du mois de juillet la motilité revient, la sensibilité restant toujours à peu près abolie.

20 juillet. — Chien tué par chloroforme. — Avant de le tuer nous explorons la sensibilité; elle est revenue au niveau de tous les doigts du pied, mais beaucoup plus lentemeut que la motilité.

Le nerf sciatique est découvert des deux côtés; les deux nerfs ont le même volume à peu près. — Celui qui a été élongé ne présente pas de nodus, de saillie particulièrement accusée; il paraît plus consistant, il donne au doigt une sensation d'épaississement manifeste.

Le périnèvre est injecté, très manifestement rouge, et cette coloration ne disparaît pas par le lavage.

La moelle paraît intacte.

Expérience V

28. juin. — Cobaye n°2. — Nerf sciatique droit ; neurothripsie sur la sonde cannelée avec faible élongation déterminée par le soulèvement de la sonde cannelée. — Nerf complètement écrasé, mais non sectionné. Pas de chloroformisation, et par suite douleurs très vives pendant l'opération. — Immédiatement après, paralysie complète de la motilité et de la sensibilité. Les jours suivants la motilité et la sensibilité reviennent peu à peu, parallèlement. Le traumatisme opératoire paraît avoir également intéressé les fonctions sensitives et motrices. Guérison très rapide de la plaie.

23 juillet. — Le cobaye est sacrifié ; à l'autopsie pas de lésions apparentes dans le volume, la coloration des muscles ; pas de troubles trophiques, aucun changement dans leur consistance.

La plaie n'a pas suppuré. — Le nerf sciatique droit est mis à nu ; on trouve une adhérence des muscles voisins au point neurothripsié et une petite tuméfaction assez dure du nerf en ce même point. Ni au-dessus ni au-dessous on ne constate trace d'inflammation ou d'atrophie ; le nerf a son volume, sa couleur, sa consistance normales, sauf au niveau de ce névrome visiblement formé par un tissu cicatriciel jeune, en voie d'organisation.

Nous n'avons pas jugé utile de poursuivre ces expériences qui confirment simplement des faits connus ; il nous a suffi de constater par nous-mêmes ces résultats pour en tirer avec certitude nos déductions sur le mode d'action spécial de l'élongation.

De l'élongation des nerfs dans les névralgies.

Nos	OPÉRATEURS et SOURCES BIBLIOGRAPHIQUES.	AGE ET SEXE.	NATURE DE L'AFFECTION.	OPÉRATION.	RÉSULTATS.	REMARQUES GÉNÉRALES.
			A. Nerf sensitif. — a. *Branche ophthalmique de Willis*.			
1	Buzzard, *British med.*, décembre 1883.	Homme, 34 ans.	Névralgie du trijumeau.	Elongation du sus-orbitaire et de la branche mentonnière.	Insuccès.	Trois mois après, les douleurs étaient revenues aussi vives qu'avant.
2	Henry Clark, *Glasgow médical*, 1883, t. XX, p. 389.	Homme, 49 ans.	Névralgie ciliaire consécutive à une iridocyclite de l'œil droit.	Elongation du nasal externe.	Douleurs disparaissent complètement.	Plus tard, vu l'état de l'iris, on fit une pupille artificielle.
3	Czerny, *Arch. für Psychiatrie*, Bd X, p. 284, 1879.	Homme, 63 ans.	Névralgie sus-orbitaire.	Elongation et résection du nerf sus-orbitaire.	Amélioration.	
4	*Ibid.*	Homme, 60 ans.	Névralgie de la branche ophthalmique.	Elongation du nerf frontal.	Insuccès.	
5	Higgens, *Brit. med. Journal*, 1879, t. I, t. I, p. 893.	Homme, 52 ans.	Névralgie de la branche ophthalmique remontant à un an.	Elongation du nerf sus-orbitaire droit.	Guérison.	
6	Köcher, *Correspondenzblatt für Schweizer Ærzte*, nov. 1879, IX, ii, 324.	Homme, 32 ans.	Névralgie sus-orbitaire remontant à 14 ans.	Elongation.	Guérison.	
7	Ledentu, *Soc. de chirurgie*, p. 946, 1884.	»	Névralgie sus-orbitaire.	Guérison maintenue pendant trois ans.	Elongation.	Le malade de Ledentu lui a été présenté par le Dr Le Pileur.
8	Mäsing, *Petersbürg. medic. Wochenschrift*, déc. 1878, p. 281.	Femme, 60 ans.	Névralgie faciale datant de longues années.	Elongation du nerf sus-orbitaire.	Guérison.	
9	*Ibid.*, 1879, n° 49.	»	Névralgie de la branche ophthalmique du trijumeau.	Elongation du nerf sus-orbitaire.	Guérison.	
10	Quinquaud, *Gazette méd. de Paris*, 1881.	»	Névralgie rebelle de l'ophthalmique.	Elongation du frontal.	Succès.	L'auteur remarque que là où l'anesthésie est transitoire, la guérison est temporaire; là où l'anesthésie est persistante, la guérison se maintient.
11	*Ibid.*	»	Névralgie rebelle de l'ophthalmique.	Elongation du frontal.	Succès.	
12	*Ibid.*	»	Névralgie rebelle de l'opthalmique.	Elongation du frontal.	Insuccès.	
13	Quinquaud, *Soc. de biologie*, 12 mars 1881.	Homme.	Névralgie sus-orbitaire.	Elongation du nerf.	Guérison.	
14	*Ibid.*	»	Névralgie sus-orbitaire épileptiforme.	Elongation du nerf.	Insuccès.	L'anesthésie ne persiste qu'une heure après l'élongation.
15	Quinquaud et Monod, *in th. de Scheving*, 1880, p. 25.	Femme, 70 ans.	Névralgie faciale épileptiforme, remontant à 16 ans.	Elongation du frontal externe.	Insuccès.	
16	*Ibid.*, p. 29.	Femme, 76 ans.	Névralgie sus-orbitaire remontant à 6 mois.	Elongation du frontal externe.	Succès.	
17	Schussler, *Berliner klinische Woch.*, 1880.	Femme, 53 ans.	Névralgie occipitale datant de 3 années; la névralgie siège sur la moitié droite de la région occipitale.	Elongation du nerf « *occipitalis major* ».	Guérison.	Le nerf est découvert au moment où il rentre dans le trapèze; sa gaine est injectée; il est élongé dans les deux sens; quelques accès douloureux surviennent pendant trois jours, puis disparaissent; la plaie est réunie par première intention.
18	Gillet de Grandmont, *Journal de méd. de Paris*, 1883, p. 273.	Homme, 43 ans.	Névralgie occipitale s'étendant au cou et à l'épaule.	Elongation avec arrachement du nerf occipital intéressé.	Guérison immédiate constatée deux mois après.	Le quinzième jour, quelques douleurs légères furent ressenties, mais disparurent vite.
			b. *Nerf maxillaire supérieur*.			
19	Badal, *Gaz. hebdom. des sciences méd. de Bordeaux*, 1881, nos 47, 49, 51.	39 ans.	Névralgie du nerf sous-orbitaire remontant à 3 ans.	Elongation du sous-orbitaire.	Insuccès complet, pas même un soulagement momentané.	

Nᵒˢ	OPÉRATEURS et SOURCES BIBLIOGRAPHIQUES.	AGE ET SEXE.	NATURE DE L'AFFECTION.	OPÉRATION.	RÉSULTATS.	REMARQUES GÉNÉRALES
20	Badal, *Gaz. hebdom. des sciences méd. de Bordeaux*, 1881, nᵒˢ 47, 49, 51.	38 ans.	Névralgie du sous-orbitaire.	Elongation.	Insuccès complet; pas de rémission.	
21	Blum, *Soc. de chirurgie*, 1882, p. 800.	Femme, 68 ans.	Névralgie du sous-orbitaire datant de 15 ans.	Guérison complète.	Arrachement du nerf sous-orbitaire.	Malade n'a été suivie que deux mois.
22	Auguste Brampton, 29 juillet 1882, *The Lancet*, p. 139.	»	Névralgie du trijumeau; tous les traitements ont été insuffisants.	Elongation du nerf sous-orbitaire.	Un mois après, les douleurs avaient complètement disparu. Guérison constatée après trois mois.	L'auteur fait remarquer que dans ce cas la lésion du nerf devait être périphérique.
23	Buzzard, *Britich med.*, déc. 1883.	Homme, 56 ans.	Névralgie du trijumeau.	Elongation des deux nerfs sus- et *sous-orbitaires* par Adam; puis élongation du nasal.	Succès complet; après trois ans les douleurs n'étaient pas revenues.	L'élongation du nasal a été supérieure à celle des deux nerfs sus- et sous-orbitaires.
24	Croft, *Journal of nervous and mental diseases*.	?	Névralgie faciale.	Elongation du sous-orbitaire.	Guérison.	Spasmes de la face; 5/8 de pouce du nerf sont excisés; deux légères attaques durant la première année, après l'opération; puis guérison.
25	Coppey, *Annales d'oculistique*, janvier-février 1882, p. 59.	Homme, 51 ans.	Névralgie sous-orbitaire droite remontant à 20 ans; douleurs très violentes.	Forte élongation du bout central et du bout périphérique.	Guérison complète constatée deux mois après.	Une plaque d'anesthésie suit l'élongation.
26	Dumont, *Deutsche Zeitschrift für Chirurgie*, 1883, Bd XIX.	Femme, 49 ans.	Névralgie alvéolo-dentaire.	Elongation du nerf sous-orbitaire.	Amélioration au bout d'un an; récidive.	
27	Grainger Stewart, *Brit. med. Journal*, t. I, p. 803, 1879.	Homme, 70 ans.	Névralgie du nerf maxillaire supérieur remontant à 16 ans.	Deux élongations.	Guérison.	
28	Ledentu, *Soc. de chirurgie*, 1884, p. 946.	?	Probablement névralgie.	Elongation du sous-orbitaire.	Guérison maintenue pendant 3 ans.	Observation très écourtée, mais intéressante à cause de la longue durée de la guérison.
29	Higgens, *Brit. med. Journal*, 1879, t. I, p. 893.	Homme, 62 ans.	Névralgie de la branche ophthalmique remontant à 3 aus.	Elongation des nerfs sus- et *sous-orbitaires*.	Guérison.	
30	Monod, *Bull. de la soc. de biologie*, 1881. (Publié par Quinquaud).	»	Névralgie du sous-orbitaire.	Elongation du nerf.	Insuccès. L'anesthésie ne persiste qu'une heure après l'opération.	
31	Panas, *Archiv. d'ophthalmologie*, 1881, p. 386.	21 ans.	Névralgie du sous-orbitaire datant de 2 ans.	Elongation du sous-orbitaire.	Guérison.	Ce malade a été suivi pendant un mois.
32	Purdie, *Lancet*, Fevr.14, p. 48, 1880.	»	Névralgie épileptiforme.	Elongation du sous-orbitaire.	Guérison.	
33	P. Vogt, *Die Nervendehnung*, 1877, Leipzig.	Femme, 50 ans.	Névralgie faciale épileptiforme datant de 10 ans.	Elongation du nerf sous-orbitaire.	Guérison.	
34	Walsham, *Brit. med. Journal*, 1880, p.1009.	Femme, 50 ans.	Névralgie faciale épileptiforme remontant à 10 années.	Elongation du nerf sous-orbitaire.	Guérison.	
35	Badal, *inédite*, Bordeaux, 5 juin 1885.	Homme, 26 ans.	Tic facial à droite, avec léger torticolis et blépharospasme chronique du même côté.	Arrachement du nasal. O.D. Elongation du sous-orbitaire avec une traction de 2 kil.	Grande amélioration.	Léger phlegmon de la face le lendemain de l'opération, qui guérit le surlendemain. — Le tic et le blépharospasme, qui persistaient immédiatement après l'opération, disparaissent à peu près le jour suivant; ils ne reviennent qu'à des intervalles très éloignés. Assez bon résultat.

c. *Nerf maxillaire inférieur.*

Nos	OPÉRATEURS et SOURCES BIBLIOGRAPHIQUES.	AGE ET SEXE.	NATURE DE L'AFFECTION.	OPÉRATION.	RÉSULTATS.	REMARQUES GÉNÉRALES.
36	Crédé, *Berliner klin Wochenschr.*, 19 avril 1880 et 9 mai 1881.	Jeune femme.	Névralgie faciale remontant à 9 ans.	Elongation et *résection* du nerf maxillaire inférieur.	Guérison.	Constatée trois mois après. L'année suivante, guérison maintenue. — Crédé l'annonce au 16e congrès de chirurgie allemand.
37	Dumont, *Deutsche Zeitschrift für Chirurgie*, 1883, Bd XIX.	Homme, 20 ans.	Névralgie du trijumeau consécutive à un refroidissement.	Elongation du maxillaire inférieur sans chloroforme, jusqu'à l'anesthésie complète.	Guérison constatée trois ans après.	
38	Hahn, *Berlin. klin. Wochenschrift*, 1880, 19 avril.	Homme.	Névralgie du nerf maxillaire inférieur.	Elongation et résection du nerf maxillaire inférieur.	Amélioration.	
39	*Ibid.*	Homme.	Névralgie du nerf maxillaire inférieur.	Elongation et résection.	Guérison.	Maintenu pendant 18 mois.
40	Langenbuch, *Berlin., klin. Wochenschrift*, 1880.	»	Névralgie faciale.	Elongation intrabuccale du nerf maxillaire inférieur.	Guérison.	Phlegmon suppuré.
41	Le Dentu, *Soc. de chirurgie;* 2 nov. 1881.	Femme.	Névralgie faciale épiépileptiforme.	Elongation du lingual.	Guérison.	La guérison n'a duré que trois mois; après cette époque, les douleurs du côté lingual seules avaient disparu. Ledentu fit l'élongation du sous-orbitaire. Résultat passable. — *Soc. de chirurgie*, 1884, p. 916.
42	Longuet, *Soc. de chirurgie*, 1883, p. 17.	Homme, 41 ans.	Névralgie atroce du nerf dentaire inférieur droit, avec tic douloureux.	Elongation du nerf dentaire inférieur à son entrée dans le canal dentaire.	Guérison momentanée; au bout d'un mois les douleurs reviennent.	Chauvel, rapporteur, considère que l'élongation du dentaire inférieur ne peut être appréciée suffisamment. Les faits manquent.
43	Clément Lucas, *British med.*, 1884, 15 nov.	»	Névralgie très douloureuse.	Elongation du nerf lingual.	»	L'auteur ne parle que du manuel opératoire et ne donne aucun renseignement sur les résultats de l'opération.
44	Mouchet, de Sens, *Soc. de chirurgie*, 1883, p. 118.	Homme, 38 ans.	Névralgie rebelle du trijumeau, avec tic douloureux de la face.	Elongation du dentaire inférieur droit.	Guérison.	Suivie pendant deux mois.
45	Polaillon, *Soc. de chirurgie*, 9 nov. 1881.	Homme, 62 ans.	Névralgie faciale épileptiforme.	Elongation du dentaire inférieur.	Guérison passagère.	Au bout de quatre mois, les douleurs revinrent aussi cruelles qu'avant.
46	*Ibid.*, p. 450, 1882.	Homme, 68 ans.	Névralgie extrêmement violente, surtout dans la portion droite du maxillaire inférieur.	Elongation du dentaire inférieur, puis section et arrachement du bout périphérique.	Guérison.	
47	Marc Sée, *Soc. de chirurgie de Paris*, 1882, p. 449.	Femme, 47 ans.	Douleurs névralgiques siégeant principalement dans la mâchoire inférieure.	Elongation du dentaire par le procédé de Sonnenburg.	Guérison rapide et complète; mais inflammation phlegmoneuse de la joue.	Deux ans après, la guérison s'était maintenue.
48	P. Vogt, *Die Nervendehnung*, 1877, Leipzig.	Femme.	Névralgie du nerf alvéol inférieur datant de 6 semaines.	Elongation.	Guérison.	
49	*Ibid.*	Homme.	Névralgie faciale gauche rebelle.	Elongation du nerf alvéol-inférieur à la sortie du canal osseux.	Guérison.	Le troisième jour après l'opération apparaît le dernier accès douloureux.

N⁰ˢ	OPÉRATEURS et SOURCES BIBLIOGRAPHIQUES.	AGE ET SEXE.	NATURE DE L'AFFECTION.	OPÉRATION	RÉSULTATS.	REMARQUES GÉNÉRALES.
			B. NERFS MIXTES. — *Plexus brachial.*			
50	Callender, *The Lancet*, juin 1875, t. I, p. 883.	Homme, 20 ans.	Névralgie rebelle après amputation de l'avant-bras.	Elongation du médian, un an après l'amputation.	Guérison.	
51	Von Corwal, *Correspondenzblatt für Schweizer Ærzte*, n° 5, p. 119, 1er mars 1883.	»	Névralgie cervico-occipito-brachiale, suite du périostite des vertèbres et datant de 9 ans.	Elongation non sanglante du plexus brachial.	Guérison presque complète; après 5 mois la névralgie avait presque complètement disparu.	
52	Czerny, *Arch. für Psychiatrie*, Bd X, p. 284, 1879.	Homme, 24 ans.	Névralgie traumatique du nerf cubital.	Elongation.	Amélioration.	
53	Duplay, *Bull. et man. de la société de chirurgie*, t. IV, p. 773, 1878.	Homme, 26 ans.	Névralgie par compression du nerf cubital.	Elongation.	Guérison.	
54	Crédé, *Deutsche med. Wochenschrift*, 1880.	»	Névralgie dans la sphère du radial gauche datant de 18 mois.	Elongation du plexus brachial.	Guérison.	
55	Estländer, *Finka lakaresälbsk, Hanal.* XX, 4, p. 278, 1878.	Homme, 27 ans.	Névralgie traumatique du bras droit.	Elongation du nerf médian.	Amélioration.	
56	Hammond, *The medical Record*, p. 181, 1881.	Homme, 46 ans.	Névralgie du cubital.	Traction dans les deux sens.	Six semaines après l'opération, guérison se maintient complète.	
57	*Ibid.*	Femme.	Après hémorrhagie cérébrale, névralgie de l'aisselle descendant jusqu'à la main, datant de 7 ans.	Elongation du cubital gauche.	Guérison.	L'hémiplégie persiste, mais la douleur a complètement disparu.
58	D. Hayes Agnew, de Philadelphie.	»	Névralgie du médian.	Elongation.	Guérison temporaire.	
59	Hildebrand, *Deutsche klin. Wochenschrift*, 1880.	Homme, 32 ans.	Névralgie du plexus brachial.	Elongation.	Guérison.	
60	Hiller, *Charité Annalen*, VII, 1882.	Femme, 26 ans.	Après attaque aiguë de rhumatisme, paralysie flaccide des quatre extrémités; diminution très marquée de l'excitabilité électrique; paralysie du droit externe de l'œil gauche. Diagnostic : névrites multiples.	Elongation des deux plexus brachiaux, par Bardeleben.	Insuccès complet.	Les gaines nerveuses parurent épaissies aux opérateurs.
61 62 63	Langenbuch, *Deutsche med. Wochenschrift*, 1880, et *Berlin. klin. Wochenschrift*, 1882.	»	Névralgie du plexus brachial.	Elongation.	Amélioration temporaire.	Ces faits sont rapportés dans des discussions; ils sont très sommaires et ne peuvent avoir vraiment aucune valeur.
64	L. Lefort.	Homme.	Blessure du nerf médian par plomb de chasse. Atrophie marquée des muscles, insomnies, névralgie permanente avec exacerbations dans l'avant-bras correspondant.	Dissection et élongation du médian à la partie inférieure du bras.	Guérison définitive; plus de trace de tumeur sur le trajet du médian.	La guérison doit être attribuée à deux causes : 1° au dégagement du nerf médian étranglé et comprimé dans une gangue cicatricielle; 2° à l'élongation.
65	Morton et Cox, *The American Journal of medical Sciences.* janvier 1878, I, p. 150.	Femme.	Névralgie du nerf cubital.	Elongation du nerf cubital.	Guérison.	

Nos	OPÉRATEURS et SOURCES BIBLIOGRAPHIQUES.	AGE ET SEXE.	NATURE DE L'AFFECTION.	OPÉRATION.	RÉSULTATS.	REMARQUES GÉNÉRALES.
66	Nicoladini, *Beitrage für Nervenchirurgie, Wiener med. Presse*, 1882.	Homme, 23 ans.	Résection de l'épiphyse de l'humérus pour ankylose du coude; douleurs névralgiques consécutives dans la sphère du cubital.	Elongation du nerf cubital après ablation d'une masse cicatricielle périphérique.	Guérison constatée un an après.	Cas très analogue à ceux de Nussbaum et Lefort.
67	Obalinski, *Centralblatt für Chirurgie*, 1882, p. 15.	Femme, 30 ans.	Névralgie du plexus brachial.	Elongation de 3 gros troncs nerveux du bras gauche.	Amélioration très passagère.	
68	*Ibid.*	Homme.	Cicatrice du poignet englobant le nerf médian; névralgie consécutive.	Ablation de la cicatrice et élongation du nerf médian.	Insuccès complet.	Pendant les tractions, le nerf se rompt; on ne fit pas de suture.
69	Omboni Vincenzo, de Crémone, *Annali universali di medicina.* vol. CCLXIII, anno 1883.	Femme, 31 ans.	Névralgie consécutive d'une ostéite chronique hyperplasique de la phalange unguéale du pouce droit, rebelle à tous les traitements, datant de 2 ans.	Elongation du radial et des collatéraux, dorsaux du pouce en deux séances.	Insuccès.	Rémission pendant quelque temps; les douleurs persistent, mais moins fortes.
70	Omboni, *Ann. univ. de méd. et de chirurgie*, Milano, 1880.	»	Névralgie du plexus brachial.	Elongation du plexus brachial.	Succès.	74 jours après l'opération, les douleurs n'avaient pas reparu.
71	Purdie, *Lancet*, 14 février 1880.	»	Névralgie de l'index gauche.	Elongation des nerfs des doigts.	Guérison.	
72	Spence, *The Lancet*, 1880, t. I, p. 249.	Homme.	Névralgie des nerfs des doigts remontant à 7 ans.	Elongation des nerfs digitaux le 30 juin 1870.	Succès.	
73	Struckmann, *Maag.-Hosp. Tidende*, II, 44, 1878.	Femme, 37 ans.	Névralgie de la main et de l'avant-bras.	Elongation du nerf médian.	Guérison.	La malade n'a pas été suivie.
74	P. Vogt, *Berlin. klin. Wochenschrift*, p. 22, 1874.	Femme.	Névralgie du nerf cubital datant de 10 ans.	Elongation.	Guérison.	

Nerfs intercostaux.

Nos	OPÉRATEURS et SOURCES BIBLIOGRAPHIQUES.	AGE ET SEXE.	NATURE DE L'AFFECTION.	OPÉRATION.	RÉSULTATS.	REMARQUES GÉNÉRALES.
75	Hildebrandt, *Deutsche Zeitschrift für Chirurgie*, 1883, XIX, et *Centralblatt für Chirurgie*, 1883, p. 110.	Homme.	Névralgie intercostale; douleurs gravatives lourdes dans l'hypochondre droit.	Deux élongations successives.	Récidive après la première opération, puis guérison complète.	
76	Kleef, *Wiener med. Wochenschrift*, 1880, n° 40.	Femme, 35 ans.	Névralgie intercostale, avec douleurs vives dans la mamelle.	Elongation des 4e, 5e et 6e nerfs intercostaux du côté droit.	Guérison.	
77	Nicoladini, *Beitrage für Nervenchirurgie. Wiener med. Presse*, 1882.	Homme, 51 ans.	Névralgie très vive survenant dans l'hypochondre droit. Douleurs s'irradiant vers la colonne vertébrale, etc., etc.; toutes sor- de traitements sans succès.	Elongation et excision des nerfs intercostaux.	Mort le surlendemain de l'opération.	
78	Nussbaum, *Bayer. Ærztl. Intelligenz-Blatt*, XXV, p. 558, 1878.	Homme.	Névralgie intercostale remontant à 21 ans.	Elongation des nerfs intercostaux.	Insuccès.	Pas de douleurs dans les premiers mois, mais bientôt les accidents recommencent

Nerf crural.

Nos	OPÉRATEURS et SOURCES BIBLIOGRAPHIQUES.	AGE ET SEXE.	NATURE DE L'AFFECTION.	OPÉRATION.	RÉSULTATS.	REMARQUES GÉNÉRALES.
79	Riedel, *Deutsche med. Wochenschrift*, n° 1, 1882.	Homme.	Fracture de la colonne vertébrale au niveau de la dixième dorsale. Névralgie violente d'un des nerfs cruraux.	Elongation du crural.	Guérison complète constatée un an et demi après.	

N°	OPÉRATEURS et SOURCES BIBLIOGRAPHIQUES.	AGE ET SEXE.	NATURE DE L'AFFECTION.	OPÉRATION.	RÉSULTATS.	REMARQUES GÉNÉRALES.
			Nerf sciatique.			
80	Bell, *The Lancet*, t. I, p. 905, 1878.	»	Névralgie sciatique.	Elongation.	Résultat douteux.	
81	Bernays, *Saint-Louis médical Journal*, t. XXXIX, p. 249.	»	Névralgie sciatique datant de six mois.	Elongation du sciatique.	Guérison temporaire.	Six jours après l'élongation, les douleurs reviennent; résection du nerf sciatique poplité externe. Paralysie et guérison de la névralgie.
82	Blum, *Bull. et mém. de la société de chirurgie*, 1880.	Homme, 39 ans.	Sciatique rebelle.	Elongation du sciatique.	Amélioration.	Amélioration notable au bout de six mois.
83	Ibid.	Homme, 39 ans.	Sciatique.	Elongation du sciatique.	Guérison.	Après deux ans, reste seulement un peu de faiblesse.
84	Blum, *Soc. de chirurgie de Paris*, 1882, p. 163. (Rapport Gillette).	Homme, 39 ans.	Sciatique remontant à deux années. Atrophie notable du membre.	Elongation dans le sens central et périphérique à l'aide de l'index recourbé en crochet.	Douleurs très vives après l'opération; trois mois plus tard, guérison complète.	Nerf hyperhémié; trois ans après, le malade était encore débarrassé de ses douleurs. L'atrophie persistait.
85	Ibid.	Homme, 31 ans.	Névralgie sciatique, probablement symptomatique, d'une lésion de la colonne vertébrale.	Elongation du sciatique.	Douleurs très vives après l'opération. Trois mois après le malade ressent une amélioration notable.	
86	W.-A. Boyd, *Med. Record, New-York*, sept. 28, 1878.	Homme, 56 ans.	Névralgie sciatique datant de sept mois.	Elongation du sciatique droit.	Guérison.	Anesthésie six semaines après l'élongation; après quoi la guérison est complète.
87	Bramwell, *Brit. med. Journal*, 1880, I, p. 921.	Jeune homme.	Sciatique.	Deux élongations, dont la première avec insuccès.	Guérison.	Guérison constatée après six mois.
88	Ibid.	Homme, 27 ans.	Sciatique.	Une élongation inutile; 2e élongation un mois plus tard.	Amélioration.	Les douleurs disparaissent lentement et ne se reproduisent pas l'hiver suivant.
89	Ibid.	Homme, 46 ans.	Sciatique gauche remontant à 14 mois.	Elongation.	Guérison.	L'élongation fut suivie de parésie et d'anesthésie temporaires.
90	Ibid.	Femme, 28 ans.	Névralgie sciatique.	2 élongations; la première 18 mois avant la seconde.	Guérison, puis récidive.	La guérison persiste pendant un an; les douleurs reviennent; la deuxième élongation n'amène qu'un soulagement peu marqué.
91	Ibid.	Homme.	Névralgie sciatique.	Une seule élongation.	Amélioration.	La guérison persiste pendant un an, puis exposition au froid amène une nouvelle attaque.
92	Buttner, *Communication particulière à Chandler, in Appendice à son Mémoire*, et *Med. Record New-York*, 1882.	Homme, 40 ans.	Névralgie sciatique datant de huit mois. Traitements médicaux de toute sorte sans succès.	Elongation modérée du sciatique droit dans les deux sens.	Guérison.	Malade quitte l'hôpital; depuis est resté guéri. — L'auteur ne dit pas s'il a été revu.
93	Ibid.	Homme, 36 ans.	Névralgie sciatique datant de huit ans; dans les deux dernières années le malade ne pouvait plus travailler.	Elongation du sciatique droit; gaine du nerf enflammée.	Guérison complète.	L'élongation était si prononcée que l'anse du nerf était difficilement maintenue dans la plaie. On ne dit pas si le malade a été suivi; s'il y a eu oui ou non paralysie, etc. Poulet, dans l'observation qu'il nous remet à la dernière heure, signale le même accident. (Voir à la fin du mémoire.)
94	Byrd, *New-York med. Record*, t. XIV, 13 sept. 1877.	»	Sciatique rebelle datant de six mois.	Elongation.	Guérison.	
95	Golding-Byrd, *Brit. med. Journal*, t. I, p. 969, 1880.	Homme, 21 ans.	Névralgie après amputation de cuisse.	Elongation du sciatique.	Insuccès.	

Nos	OPÉRATEURS et SOURCES BIBLIOGRAPHIQUES.	AGE ET SEXE.	NATURE DE L'AFFECTION.	OPÉRATION.	RÉSULTATS.	REMARQUES GÉNÉRALES.
96	Cameron, *The Glasgow med. Journal*, février 1881.	Homme, 39 ans.	Sciatique remontant à sept mois.	Deux élongations.	Guérison.	
97	Hector Cameron, *Glasgow médical*, p. 401, 1883.	»	Névralgie sciatique rebelle, douloureuse, surtout pendant la nuit.	Elongation dans les deux sens, périphérique et central.	Amélioration légère.	Observation insuffisamment détaillée et suivie.
98	Hector-C. Cameron, *Glasgow médical*, p. 401, 1884.	Femme, 48 ans.	Névralgie sciatique supprimant complètement le sommeil.	Elongation du sciatique dans les deux sens.	Guérison maintenue, après six mois.	Déjà le traitement ordinaire de la sciatique avait produit un mieux sensible.
99	Chiene, *The Practitioner*, juin 1877.	Homme, 40 ans.	Sciatique datant de cinq ans.	Elongation.	Guérison.	
100	*Ibid.*	Homme, 40 ans.	Sciatique.	Elongation.	Guérison.	
101	Chiene, *The Lancet*, 1878, t. I, p. 905.	Homme, 41 ans.	Sciatique remontant à dix mois.	Elongation.	Guérison.	
102	Von Corwal, *Correspondenzblatt für Schweizer Ærzte*, n° 5, p. 119, 1er mars 1883.	Homme, 56 ans,	Névralgie sciatique datant de onze ans.	Elongation non sanglante du sciatique faite à cinq reprises.	Dès la première élongation, amélioration déjà très sensible; grande amélioration.	
103	*Ibid.*	»	Sciatique invétérée.	Elongation non sanglante du sciatique.	Amélioration très notable; marche devient beaucoup plus facile.	
104	Doughesty, communiqué à Chandler, *in Appendice* de son mémoire; et *Med. Record New-York*, 882.	Homme.	Névralgie sciatique.	Elongation.	Guérison partielle.	Une seconde opération pouvait compléter la guérison.
105	Donkin, *Med. Times*, 1883, t. II, p. 707.	Femme, 44 ans.	Névralgie sciatique très rebelle, très grave.	Elongation, plusieurs tractions énergiques des sciatiques faites par Mac Namara.	Cinq mois après, douleurs ne sont pas revenues.	
106	*Ibid.*	Femme, 46 ans.	Névralgie sciatique gauche datant de six mois.	Tractions fortes du sciatique.	Deux mois après, guérison maintenue.	Abcès; suppuration très abondante au niveau du sciatique.
107	*Ibid.*	Homme, 41 ans.	Sciatique datant de trois semaines.	Elongation du sciatique.	Trois mois après, guérison maintenue.	Suppuration; la plaie ne guérit qu'en trois mois.
108	Esmarch, *Deutsche med. Wochenschrift*, 1880.	Homme.	Névralgie du sciatique poplité externe.	Elongation.	Guérison.	
109	*Ibid.*, n° 19, 1880.	»	Sciatique remontant à une année.	Elongation du sciatique.	Guérison.	
110	Fiorani, *Annali universali di medic. chirurgic.*, t. I, 1883.	Homme, 49 ans.	Sciatique très douloureuse depuis six mois.	Elongation sous-cutanée du nerf faite pendant plusieurs jours.	Guérison constatée deux mois après.	Le malade ressentait encore une douleur légère le long de la partie postérieure de la cuisse.
111	Fenger, *Journal of nervous and mental diseases.* New-York, avril 1881.	Femme, 35 ans.	Névralgie sciatique datant d'une année.	Elongation du sciatique droit le 6 octobre 1880.	Guérison.	Le nerf est découvert dans le tiers supérieur. Suppuration pendant huit semaines, paralysie temporaire du sphincter, de l'anus, de la région anale et de la cuisse.
112	*Ibid.*	Femme, 45 ans.	Névralgie sciatique consécutive à un cancer des os du bassin datant de 4 mois.	Elongation du sciatique gauche le 6 janvier 1881.	Amélioration.	La douleur cesse après l'opération; 36 jours après, guérison des douleurs.
113	*Ibid.*	Homme, 60 ans.	Névralgie sciatique due à une lésion centrale indéterminée.	Elongation du sciatique gauche le 7 avril 1880.	Amélioration.	La douleur cesse après l'opération. — Mort par la lésion centrale, quatre semaines après.

Nos	OPÉRATEURS et SOURCES BIBLIOGRAPHIQUES	AGE ET SEXE.	NATURE DE L'AFFECTION.	OPÉRATION.	RÉSULTATS.	REMARQUES GÉNÉRALES.
114	Gillette, *in Th.* de Nicolas, 1881, p. 39.	Femme.	Sciatique remontant à seize mois.	Elongation.	Guérison.	
115	*Ibid.*, p. 41.	Femme, 43 ans.	Sciatique.	Elongation.	Guérison.	Aggravation d'autres névralgies.
116 à 119	W. Hammond, *id., in Appendice*, etc.	Femme.	Sciatique durant depuis quelques années.	Elongation du sciatique.	Guérison complète et permanente dans tous les cas.	Aucun renseignement sur le temps pendant lequel le malade a été mis en observation.
120	De la Harpe, *Revue méd. de la Suisse romande*, 1884, p. 140.	Homme, 23 ans.	Sciatique grave remontant à deux ans.	Elongation du sciatique.	Guérison constatée un mois après.	Troubles trophiques; paralysie de la sensibilité.
121	D. Hayes Agnew, de Philadelphie., *id.*	Homme.	Névralgie sciatique.	Elongation.	Amélioration passagère.	Le sciatique était névromateux. Ablation du névrome.
122	Hildebrandt, *Deutsche klin. Wochenschrift*, 1880.	Femme, 32 ans.	Sciatique gauche.	Elongation.	Guérison.	
123 124	Hildebrandt, *Deutsche Zeitschust für Chirurgie*, 1883, XIX, et *Centralblatt für Chirurgie*, 1883, p. 110.	Femme.	Névralgie sciatique.	Elongation.	Guérison.	Deux faits semblables.
125	Küster, *Berlin. klin. Wochenschrift*, 1880.	»	Sciatique traumatique.	Elongation.	Guérison.	Deux opérations.
126	*Ibid.*	»	Sciatique traumatique.	Elongation.	Guérison.	
127	*Ibid.*, March 27, 1880.	»	Névralgie sciatique.	Elongation.	Guérison.	
128	Lamarre, *Revue de chirurgie*, 1881, p. 493.	Homme, 66 ans.	Névralgie sciatique due probablement à un cancer des enveloppes de la moelle, remontant à un mois.	Elongation.	Amélioration.	

Nos	OPÉRATEURS et SOURCES BIBLIOGRAPHIQUES	AGE ET SEXE.	NATURE DE L'AFFECTION.	OPÉRATION.	RÉSULTATS.	REMARQUES GÉNÉRALES.
129 130	Macferlane, *The Lancet*, 1878, II, n° 6.	Femme, 29 ans.	Deux cas de névralgie sciatique, remontant à onze mois.	Elongation.	Guérison.	Deux mois plus tard, la guérison se maintient dans le premier cas. — Le deuxième cas est insuffisamment rapporté.
131	Norman Makintosh, *British med. Journal*, 1881, t. I, et *American Journal of med. science*, 1881, p. 450.	Homme, 41 ans.	Sciatique remontant à 14 ans.	Elongation.	Guérison.	Guérison constatée après quatre mois.
132	Manle, *in Th.* de Scheving, p. 34.	Homme, 45 ans.	Névralgie sciatique datant de 9 mois.	Elongation.	Guérison.	
133 134	Mäsing, *Petersburg. med. Wochen.*, 1878, n° 84.	Enfant, 12 ans, et enfant, 10 ans.	Névralgie sciatique traumatique.	Elongation.	Amélioration.	Deux opérations semblables. Dans le second cas, contracture avec hyperesthésie; aucune amélioration jusqu'à six semaines après l'opération; six mois plus tard, le malade était mieux, quoique encore incapable de marcher.
135	Morton et Cox, *The American Journal of med. sciences*, 1877, I, p. 150.	Homme, 32 ans.	Névralgie plantaire remontant à quatre ans.	Elongation du nerf sciatique poplité interno.	Insuccès.	Plus tard on dut pratiquer la résection du sciatique poplité externe.
136	Neuber (de Kiel), *Berliner klin. Wochenschrift*, 9 mai 1881.	Homme.	Névralgie sciatique.	Elongation du sciatique.	Paralysie définitive du membre inférieur.	
137	Nussbaum, *in* Chauvel, *Arch. de médecine*, 1881, vol. II, p. 82.	Jeune fille.	Sciatique.	Elongation du nerf sciatique dans le creux poplité.	Guérison.	Hémorrhagie de l'artère poplitée pendant l'opération.
138	Panas, *Acad. de médecine*, 13 déc. 1881.	Homme.	Névralgie sciatique traumatique remontant à 4 ans.	Elongation.	Guérison.	Névrome du sciatique.
139	Patruban, *Centralblatt für medic. Wissenschaft*, 1873, p. 254.	Homme.	Névralgie sciatique datant de 3 ans.	Elongation.	Guérison.	
140	Petersen, *Schmid's Jahrbücher*, 1877, p. 173, n° 34.	Homme, 31 ans.	Plaie de la jambe, névralgie consécutive.	Elongation du sciatique avec une sonde cannelée.	Guérison durable (?) et retour des fonctions du membre.	Observation comptée deux fois par Chauvel.

Nos	OPÉRATEURS et SOURCES BIBLIOGRAPHIQUES.	AGE ET SEXE.	NATURE DE L'AFFECTION.	OPÉRATION.	RÉSULTATS.	REMARQUES GÉNÉRALES.
141	P.-W.-M. Pierson, rapporté par Chandler, *Appendice* à son mémoire, 1882, et *Med. Record New-York*.	Homme, 35 ans.	Douleurs très vives dans la jambe ayant commencé trois mois avant son entrée à l'hôpital. Traitements très variés sans résultats.	Huit mois après l'entrée à l'hôpital, élongation du nerf sciatique dans les deux sens.	Deux ou trois jours après, la douleur a disparu; engourdissement dans le membre disparaît après deux ou trois semaines.	La douleur n'est plus revenue; on ne dit pas combien de temps a été suivi le malade.
142	Pooley, *The medical Record*, t. XVIII, p. 172, 1880.	Homme, 30 ans.	Névralgie sciatique remontant à 9 ans.	Elongation du sciatique.	Guérison.	
143	Walter Pye, *Brit. med. Journal*, 1879.	Homme.	Névralgie sciatique.	Elongation.	Amélioration.	
144	Robertson, *The Lancet*, 1880, t. I, p. 587.	Homme, 45 ans.	Névralgie sciatique remontant à 8 mois.	Elongation.	Succès.	Suivi pendant trois semaines.
145	Spence, *The Lancet*, 1880, t. I, p. 249.	Homme.	Névralgie sciatique.	Elongation.	Succès.	Malade suivi plus d'un an, le malade éprouve encore quelques douleurs légères par les temps humides.
146	Struckmann, *Mang.-Hosp. Tidende*, II, 44, 1878.	Femme, 20 ans.	Névralgie sciatique.	Elongation du sciatique.	Guérison.	Suivie deux mois.
147	*Ibid.*	Femme, 19 ans.	Névralgie sciatique remontant à 3 ans.	Elongation.	Guérison.	Malade suivie un mois.
148	Trombetta, *Sullo stiramento delli nervi.* Messina, 1880.	Homme, 75 ans.	Névralgie sciatique.	Elongation.	Guérison.	

De l'élongation des nerfs dans les affections des centres nerveux.

A. — *Ataxie locomotrice.*

Nos	OPÉRATEURS et SOURCES BIBLIOGRAPHIQUES.	AGE ET SEXE.	NATURE DE L'AFFECTION.	OPÉRATION.	RÉSULTATS.	REMARQUES GÉNÉRALES.
149	Charlton Bastian, *British med. Journal*, t. II, p. 1, juillet 1881.	Homme, 39 ans.	Ataxie locomotrice datant de trois ans.	Elongation des deux sciatiques.	Amélioration.	
150	Benedikt, *Wiener med. Presse*, 1882, n° 14.	Homme, 40 ans.	Tabes avec atrophie des nerfs optiques.	Elongation d'un sciatique.	Le malade peut marcher les yeux fermés.	La vision, *du côté opposé*, est meilleure.
151	*Ibid.*	Homme, 41 ans.	Tabes très avancé.	Elongation du sciatique droit, du crural gauche et du radial droit.	Amélioration sensible, les douleurs ont disparu; le malade se tient dans sa boutique.	
152	*Ibid.*	Homme, 45 ans.	Ataxie très avancée, telle que trois hommes ne pourraient le conduire.	Elongation des deux sciatiques.	Douleurs ont disparu; le malade peut marcher en se soutenant d'une main.	Erb conteste le diagnostic de tabes.
153	Berridge, *British med. Journal*, 2 avril 1881.	Homme.	Ataxie locomotrice (?); douleurs extrêmement vives du membre inférieur; contracture.	Elongation du sciatique.	Insuccès.	Aussitôt après l'opération, les douleurs cessèrent, mais ne tardèrent pas à revenir aussi intenses.
154	Boldt, de New-York, cité par Chandler, *loc. cit.*, et en partie rapportée par *Journal of nervous and mental diseases*, juillet 1881.	»	Ataxie locomotrice datant de plusieurs années.	Elongation d'un sciatique.	Amélioration de la marche; douleurs diminuent pendant 3 mois.	
155	*Ibid.*	»	Ataxie locomotrice datant de plusieurs années.	Elongation d'un sciatique.	Amélioration.	

Nos	OPÉRATEURS et SOURCES BIBLIOGRAPHIQUES.	AGE ET SEXE.	NATURE DE L'AFFECTION.	OPÉRATION.	RÉSULTATS.	REMARQUES GÉNÉRALES.
156	Boldt, de New-York, cité par Chandler, *loc. cit.*, et en partie rapportée par *Journ. of nerv. and ment. diseases*, juillet 1881.	Homme.	Ataxie locomotrice datant de plusieurs années.	Elongation d'un sciatique.	Amélioration.	
157	*Ibid.*	»	Ataxie locomotrice datant de plusieurs années.	Elongation d'un des nerfs cruraux.	Diminution des douleurs.	
158	Boldt, de New-York, cité par Chandler, *in New-York med. Record*, 1882, p. 293.	»	Ataxie locomotrice datant de plusieurs années.	Elongation d'un des nerfs cruraux.	Diminution des douleurs.	
159	Buchanan, *Glasg. med.* 1882, p. 261.	Homme, 51 ans.	Symptômes ataxiques très prononcés.	Elongation du sciatique gauche, le 2 décembre.	Résultats excellents; disparition des douleurs; amélioration de l'état mental.	La jambe droite devient froide; la gauche (côté élongé) reste chaude; suppuration de la plaie. Observation publiée trop tôt.
160	Cavaly, *Harveian Society* (*Lancet*, 1881, 24 déc.).	Homme.	Tabes datant de trois ans et demi; douleurs lancinantes intenses.	Elongation du sciatique gauche.	Douleurs disparaissent pendant un mois, puis réapparaissent plus légères. Pas de modification de l'ataxie; deux mois après l'opération, mort dans le coma, après des convulsions épileptiques.	La plaie avait mis six semaines à guérir.

Nos	OPÉRATEURS et SOURCES BIBLIOGRAPHIQUES.	AGE ET SEXE.	NATURE DE L'AFFECTION.	OPÉRATION.	RÉSULTATS.	REMARQUES GÉNÉRALES.
161 162	Von Corwal, *Correspondenzblatt für Schweizer Ærzte*, n° 5, p. 119; 1er mars 1883.	»	Ataxie locomotrice; début, douleurs très vives.	Elongation non sanglante.	Douleurs supprimées à la première extension; reviennent faiblement ensuite.	
163	Davidson, *Liverpool med. Journal*, juillet 1881.	»	Ataxie locomotrice avec phénomènes très marqués.	Elongation des sciatiques.	Trois semaines après, amélioration sensible.	
164	*Ibid.*	»	Ataxie locomotrice; symptômes assez peu accusés.	Elongation des sciatiques.	Faible amélioration.	
165 166	Davidson, rapportée par Chandler, *New-York med. Record*, 1882, p. 293.	Homme, 36 ans.	Ataxie datant de deux ans.	Elongation.	Amélioration; disparition des douleurs fulgurantes et des crises gastriques; réapparition du réflexe patellaire.	Dans un deuxième cas du même auteur, le résultat n'a pas été avantageux.
167	Debove et Gillette, *France méd.*, 26 décembre 1880.	Homme, 56 ans.	Ataxie locomotrice progressive datant de huit ans.	Elongation.	Succès.	
168	*Ibid.*	Homme, 58 ans.	Ataxie locomotrice progressive remontant à six ans.	Elongation.	Succès.	
169	*Ibid.*	Homme, 30 ans.	Ataxie locomotrice progressive.	Elongation.	Succès.	
170	Doutrelepont, Société des provinces rhénanes, *Centralblatt für Chirurgie*, 1882, p. 286.	Homme.	Ataxie locomotrice.	Elongation des sciatiques.	Légère amélioration.	Doutrelepont fit dans tous les cas une élongation assez vigoureuse, surtout dans le sens centrifuge; il n'y eut pas d'accidents opératoires.
171	*Ibid.*	»	Ataxie locomotrice.	Elongation des deux sciatiques.	Légère amélioration.	

Nᵒˢ	OPÉRATEURS et SOURCES BIBLIOGRAPHIQUES.	AGE ET SEXE.	NATURE DE L'AFFECTION.	OPÉRATION.	RÉSULTATS.	REMARQUES GÉNÉRALES.
172	Elias, *Breslauer ærtz. Zeitung*, nᵒ 21, 1881.	Homme.	Ataxie locomotrice ancienne.	Elongation des deux sciatiques.	Amélioration ; atrophie musculaire assez rapide.	Elias estime que le traitement n'a qu'une valeur symptomatique.
173	Erlenmeyer, *Centralblatt für Nervenheilkunde*, 1880, nᵒ 21, p. 441.	Homme, 30 ans.	Ataxie locomotrice progressive remontant à huit ans.	Elongation des deux sciatiques.	Insuccès.	
174	Esmarch, *Deutsche medic. Wochenschrift*, nᵒ 19, 1880.	Homme.	Ataxie locomotrice progressive.	Elongation du plexus brachial.	Succès.	
175	Fenger, *Chicago med. Journal*, Progrès, 1882, p. 290.	»	Ataxie locomotrice datant de deux ans.	Elongation des deux sciatiques et des deux cruraux.	Disparition des douleurs, puis eschares au sacrum ; pyohémie, mort.	
176	Fieber, *Allgemeine Wiener med. Zeitung*, 1881, nᵒ 50.	Homme.	Ataxie locomotrice très avancée ; névrite optique.	Elongation sous-cutanée du sciatique.	Guérison.	La guérison fut si complète que le malade fut chercher une place chez un maître de danse.
177	G. Fischer et F. Schwenninger, *Centralblatt für Nervenheilkunde*, nᵒ 11, 1881.	Homme, 36 ans.	Ataxie locomotrice datant de huit ans ; douleurs fulgurantes très vives.	Elongation des sciatiques.	Amélioration de la marche ; diminution rapide des douleurs fulgurantes qui étaient atroces.	Les auteurs se demandent quelle peut être la durée de cette amélioration.
178	Gottfried von Weltrubsky, *Clinique* de Gussenbauer, *Prag. med. Wochenschrift*, 1882, p. 101-108.	Homme.	Tabes datant de douze ans.	Elongation des deux sciatiques.	Amélioration ; cessation des douleurs pendant trois mois.	Le malade n'a pas été suivi.
179	*Ibid.*, p. 123-124.	»	Tabes dorsalis datant de quatre ans et demi.	Elongation des deux sciatiques.	Amélioration.	
180	*Ibid.*, p. 144-146 et 245.	»	Tabes datant de huit ans.	Elongation des deux sciatiques.	Amélioration.	
181	*Ibid.*, p. 166-167.	»	Tabes datant de dix ans.	Elongation des deux sciatiques.	Amélioration.	
182	*Ibid.*, p. 114-116 et 245.	»	Tabes.	Elongation des deux sciatiques.	Amélioration temporaire.	Erb croit que le diagnostic de tabes était très douteux.
183	Gussenbauer, publié par Gottfried von Weltrubsky, *Prag. med. Woch.*, p. 116-117 et 122-123.	»	Tabes datant de plus d'un an.	Elongation du sciatique droit.	Amélioration ; cessation des douleurs fulgurantes, puis mort au bout de six semaines.	
184	*Ibid.*, 1882, p. 207-208.	»	Tabes datant d'un an.	Elongation des deux sciatiques.	Pas d'amélioration.	
185	*Ibid.*, p. 219-220.	»	Tabes dorsalis datant de seize mois.	Elongation des deux sciatiques.	Pas d'amélioration.	Abcès de la cuisse gauche.
186	*Ibid.*, p. 227-229.	»	Tabes dorsalis datant de deux ans.	Elongation des deux sciatiques.	Pas d'amélioration.	Abcès de la cuisse gauche.
187	*Ibid.*, p. 234, 236.	»	Tabes dorsalis datant de quatorze ans.	Elongation des deux sciatiques.	Pas d'amélioration, diminution des forces.	Complication du côté de la plaie.
188	Hammond, cité par Chandler, *loc. cit.*	»	Ataxie locomotrice.	Elongation des deux sciatiques.	Amélioration.	
189	*Ibid.*	»	Ataxie locomotrice.	Elongation.	Amélioration.	
190	*Ibid.*		Ataxie locomotrice.	Elongation.	Amélioration passagère.	
191	*Ibid.*	»	Ataxie locomotrice.	Elongation.	Amélioration passagère.	

N°°	OPÉRATEURS et SOURCES BIBLIOGRAPHIQUES.	AGE ET SEXE.	NATURE DE L'AFFECTION.	OPÉRATION.	RÉSULTATS.	REMARQUES GÉNÉRALES.
192	Hammond, cité par Chandler, *loc. cit.*	Homme.	Ataxie locomotrice.	Elongation.	Amélioration passagère.	
193	Hiller, *Centralblatt für Chirurgie*, p. 269, 1882.	»	Ataxie locomotrice.	Elongation des sciatiques.	Disparition complète des douleurs en ceinture; amélioration des douleurs dans les jambes.	Plus grande faiblesse dans les membres. Westphal, Senator, Remak, critiquent vivement ces faits et leurs analogues.
194	*Ibid.*	»	Ataxie locomotrice.	Elongation des sciatiques.	Disparition complète des douleurs en ceinture; amélioration des douleurs dans les jambes.	Plus grande faiblesse dans les membres. Westphal, Senator, Remak, critiquent vivement ces faits et leurs analogues.
195	Hirschfelder, relaté par Noch, p. 28, et *Pacif. med. and surg. Journal*, 1881.	Homme, 38 ans.	Douleurs fulgurantes très violentes des deux membres inférieurs.	Elongation des deux sciatiques.	Attaques épileptiques deux jours après; puis somnolence, et mort quatre jours après l'opération.	A l'autopsie, lésion du tabes dorsalis. L'auteur prétend avoir connaissance de quatre cas dans lesquels on aurait observé des attaques épileptiques consécutivement à l'opération.
196	Israel et Sonnenburg. *Wiener. med. . Wochenschrift*, 1882, n°7.	Homme.	Ataxie ancienne.	Elongation du sciatique droit.	Après deux jours, disparition de l'analgésie générale; le malade peut marcher les yeux fermés en ligne droite.	

N°°	OPÉRATEURS et SOURCES BIBLIOGRAPHIQUES.	AGE ET SEXE.	NATURE DE L'AFFECTION.	OPÉRATION.	RÉSULTATS.	REMARQUES GÉNÉRALES.
197	Israël, *in* art. Seyder, *Centralblatt für Chirurgie*, 1882, p. 12.	»	Ataxie locomotrice.	Elongation des sciatiques.	Résultat nul.	
198	*Ibid.*	»	Ataxie locomotrice.	Elongation des sciatiques.	Aggravation.	
199	*Ibid.*	»	Ataxie locomotrice.	Elongation des sciatiques.	Succès; la sensibilité revient.	La marche s'améliore, le sens génital se réveille; les douleurs en ceinture et les tiraillements dans les jambes disparaissent.
200	Jewell, *New-York med. Record*, 1882, 8 avril.	»	Ataxie locomotrice.	Elongation.	Amélioration.	
201	*Ibid.*	»	Ataxie locomotrice.	Elongation.	Amélioration.	
202	J. Johnson, *British med. Journal*, juillet 1881.	»	Ataxie locomotrice.	Tractions sur le nerf sciatique à trois reprises différentes, avec assez de force pour soulever le membre.	Diminution dans la fréquence et l'intensité des douleurs fulgurantes.	
203	Kulempkampf, *Berliner klin. Wochenschrift*, 28 nov. 1881.	»	Ataxie locomotrice avec douleurs très violentes le long de la face antérieure des jambes.	Elongation forte des deux sciatiques.	Mort rapide 17 jours après l'opération.	Douleurs extrêmement vives, contractions tétaniformes; catarrhe vésical entraîne la terminaison fatale. Kulempkampf pense que l'élongation des sciatiques a produit une lésion de la moelle ayant retenti sur les nerfs de la vessie.
204	Langenbuck, *Berliner klin. Wochenschrift*, 1879, p. 709.	Homme, 40 ans.	Ataxie locomotrice progressive.	Elongation.	Succès une première et une deuxième fois. Mort à la troisième élongation.	
205	*Ibid.*, 9 mai 1881.	Femme, 30 ans.	Ataxie locomotrice. — Westphal lui-même, adversaire déterminé de Langenbuck, admet le diagnostic.	Elongation centripète du sciatique droit.	Troubles de la marche et anesthésie des membres inférieurs ont disparu.	La malade n'est opérée que depuis trois semaines.

Nos	OPÉRATEURS et SOURCES BIBLIOGRAPHIQUES.	AGE ET SEXE.	NATURE DE L'AFFECTION.	OPÉRATION.	RÉSULTATS.	REMARQUES GÉNÉRALES.
206	Langendorff, *Centralblatt für Chirurgie*, 1883, p. 646.	Femme.	Ataxie; phénomènes bien caractérisés.	Elongation des deux sciatiques.	Diminution des douleurs; faiblesse de la malade augmentée; ne peut plus se tenir sur ses jambes.	D'un côté, guérison immédiate de la plaie; de l'autre, suppuration.
207	Larger, *Soc. de chirurgie de Paris*, 1882, p. 167.	Femme, 59 ans.	Ataxie locomotrice progressive depuis vingt ans; douleurs fulgurantes très vives, surtout à droite.	Elongation du sciatique droit.	Amélioration notable pendant trois semaines; puis les douleurs ne tardent pas à revenir.	
208	Mobius et Tillmann. *Centralblatt für Nervenheilkunde*, 1881, p. 529, et *Neurolog. Centralblatt*, 1882, p. 78.	»	Tabes datant de six ans.	Elongation des deux sciatiques.	Amendement des douleurs pendant dix semaines.	Tous les autres symptômes persistent; l'état de la vessie est plutôt plus mauvais.
209	W.-J. Morton, *Journal of nervous and mental diseases*, 1882, jun., p. 133.	»	Tabes spasmodique.	Elongation des deux sciatiques.	Amélioration.	
210	Müller et Ebner, *Wiener Klinick*, 1881, 7e fascicule, p. 161.	Homme.	Ataxie locomotrice remontant à deux années; douleurs fulgurantes très vives dans la sphère des cruraux.	Elongation des nerfs cruraux.	Disparition complète des douleurs.	Les auteurs se demandent si les résultats sont durables, et remarquent que l'élongation agit presque exclusivement contre l'élément douleur.
211	*Ibid.*, p. 166.	Homme, 50 ans.	Tabes de date ancienne ayant résisté à tous les traitements.	Elongation du crural droit.	Retour immédiat de la sensibilité dans le membre inférieur droit; pas d'amélioration de l'ataxie.	Pas de syphilis.
212	Noch, p. 33 (obs. X).	Femme, 40 ans.	Tabes remontant à huit ans. Douleurs fulgurantes dans le membre supérieur droit.	Elongation à droite du médian, du radial, du cubital et du musculo-cutané, puis de tout le plexus brachial.	Les douleurs ont persisté les douze premiers jours, puis ont cessé.	
213	Obalinski, *Centralblatt für Chirurgie*, 1882, p. 15.	Homme.	Tabes.	Elongation des deux sciatiques, puis même opération sur les cruraux.	Première élongation amène une amélioration de cinq semaines. — Deuxième élongation amène amélioration.	Le malade n'a été suivi que deux mois; après les élongations, paralysie de la vessie et du rectum ayant persisté trois semaines.
214	Olier, *Progrès médical*, 1882, p. 1054.	»	Ataxie locomotrice; douleurs extrêmement vives dans le membre supér. droit.	Elongation du plexus brachial, le 16 décembre 1882.	L'anesthésie plantaire paraît avoir beaucoup diminué.	Observation publiée à une époque trop rapprochée de l'intervention chirurgicale.
215	A. Neve, *The Lancet*, septemb. 1885 (*Kashmir Mission Hospital*).	Femme, 34 ans.	Ataxie locomotrice; marche rapide simulant rhumatisme aigu; grande faiblesse des extrémités, ne pouvait supporter la marche.	Elongation des sciatiques en mars.	Le 13 avril, grande amélioration.	Même remarque que pour l'observation précédente.
216	Omboni Vincenzo, de Crémone, *Annali universali di medicina*, vol. CCLXIII, 1883.	Homme, 42 ans.	Tabes dorsal avec amaurose datant de sept ans.	Elongation du sciatique gauche.	Amélioration légère.	La plaie met douze jours à se cicatriser. — Diminution des douleurs fulgurantes; pas de changements notables dans la sensibilité électrique.

N°s	OPÉRATEURS et SOURCES BIBLIOGRAPHIQUES.	AGE ET SEXE.	NATURE DE L'AFFECTION.	OPÉRATION.	RÉSULTATS.	REMARQUES GÉNÉRALES.
217	Omboni Vincenzo, de Crémone, *Annali universali di medicina*, vol. CCLXIII, 1888.	Homme, 58 ans.	Tabes spinal avec paralysie linguale, et atrophie musculaire généralisée, datant de cinq mois.	Elongation du nerf grand hypoglosse et du plexus brachial.	Insuccès.	L'opération n'a pas présenté de difficulté. — Le malade quitte l'hôpital et va mourir chez lui quelques jours après. — L'autopsie a été imparfaite; on a négligé l'examen de la moelle.
218	Podrez, *Vrotch* (de St-Pétersbourg), 1882, n°s 38-39.	Homme, 45 ans.	Ataxie locomotrice remontant à onze ans.	Elongation des deux sciatiques.	Accidents graves, rétention d'urine, contracture, etc. Quatre mois après l'opération, amélioration sensible.	Complications opératoires très dignes de remarque.
219	*Ibid.*	Homme, 38 ans.	Ataxie locomotrice remontant à quatre ans.	Elongation des deux sciatiques.	Troubles trophiques graves; eschare au sacrum et mort un mois et demi après l'opération.	Les deux observations de Podrez sont remarquables par les accidents qui ont compliqué l'élongation des sciatiques.
220	Moritz Rosenstein, *Centralblatt für Chirurgie*, 1883, p. 127.	Homme, 40 ans.	Ataxie locomotrice.	Elongation des deux sciatiques.	Mort un mois après.	D'abord incontinence d'urine, puis, du côté gauche, volumineux phlegmon sur le trajet du nerf sciatique et dans les interstices profonds des muscles. Anesthésie remonta jusqu'au quatrième espace intercostal.
221	H. Schussler, *Centralblatt für Nervenheilkunde*, n°s 10, 18, 1881.	Homme.	Après fracture du péroné, névrite ascendante et ataxie locomotrice consécutive.	Elongation du sciatique de ce côté.	Guérison.	Ce fait tend à démontrer l'opinion de Langenbuck, qui fait de l'ataxie au début une lésion des nerfs périphériques. — Erb estime que dans ce cas particulier le diagnostic était mal établi.
222	Southan et Dreschfeld (Manchester), *Berlin. klin. Wochenschrift*, 1882, p. 2.7.	Femme, 51 ans.	Ataxie bien prononcée datant de trois ans.	Elongation du sciatique gauche.	Diminution des douleurs.	Les autres symptômes n'ont pas été modifiés.
223	Southam et Morgan.	Femme.	Tabes spasmodique.	Elongation du sciatique gauche.	Grande amélioration.	
224	Socin et Burkhardt, relaté par Noch, p. 27. Même observation que celle de Sury-Bienz.	Homme, 33 ans.	Premiers symptômes de tabes, il y a plus de huit ans; douleurs fulgurantes.	Elongation du sciatique droit.	Les douleurs disparaissent à droite, mais persistent à gauche. Mort subite quinze jours après l'opération.	A l'autopsie, dégénération grise des cordons postérieurs. — Deux opérations; mort quatre jours après la seconde embolie pulmonaire provenant d'une lésion de la veine poplitée.
225	Spencer, *British med. Journal*, 1882, 28 janv.	Homme, 30 ans.	Ataxie locomotrice; cas très grave.	Elongation du sciatique gauche.	Amélioration passagère; un mois après, l'état du malade était aussi grave.	
226	Strumpell, *Neurolog. Centralblatt*, 1882, p. 83.	Homme.	Tabes type; douleurs intenses.	Elongation des deux sciatiques.	Amendement des douleurs pendant les premières semaines.	
227	*Ibid.*	»	Tabes type; douleurs intenses.	Elongation des deux sciatiques.	Amélioration passagère de l'état de la sensibilité de la p'ante des pieds, sans modification des autres symptômes.	

Nos	OPÉRATEURS et SOURCES BIBLIOGRAPHIQUES.	ÂGE ET SEXE.	NATURE DE L'AFFECTION.	OPÉRATION.	RÉSULTATS.	REMARQUES GÉNÉRALES.
228	Stockes, de Dublin, *Lancet*, janvier 1884, n° 1, p. 81.	Homme.	Ataxie locomotrice.	Elongation d'un sciatique.	Amélioration.	Rétablissement de la sensibilité plantaire ; diminution à la fin de la fréquence et de l'intensité des douleurs fulgurantes ; amélioration passagère de parésie vésicale. Le réflexe patellaire ne revient pas ; aucun changement dans la marche et dans la coordination musculaire.
229	*Ibid.*	»	Ataxie locomotrice.	Elongation des deux sciatiques.	Amélioration ; disparition des douleurs fulgurantes.	Les contractures existant dans la jambe disparurent ; les douleurs fulgurantes furent complètement abolies.
230	Roderich Stintzing, *Ueber Nervendehnung*, 1882.	Homme, 42 ans.	Tabes dorsal.	Elongation des deux sciatiques ; sanglante du côté droit, non sanglante du côté gauche. Nussbaum.	Mauvais état du blessé ; résultat négatif.	
231	*Ibid.*	Homme, 43 ans.	Tabes dorsal.	Elongation non sanglante des deux sciatiques faite par Nussbaum.	Amélioration légère.	L'élongation du sciatique développe pour l'auteur une *action centrale* en faveur de laquelle milite la restitution de l'asthésie vésicale, la disparition de la sensibilité du cordon, l'influence sur la sensibilité des autres parties.
232	*Ibid.*	Homme, 41 ans.	Tabes dorsal.	Elongation non sanglante du sciatique d'un seul côté faite par Nussbaum.	Amélioration passagère.	
233	Tillmann, *Berlin. klin. Wochenschrift*, p. 82, et *Revue Hayem*, t. XXIV.	Homme, 42 ans.	Ataxie locomotrice.	Elongation des deux sciatiques, immédiatement au-dessus du pli fessier.	Légère amélioration.	
234	Westphal, *Noch*, p. 30, obs. IX.	Ingénr 42 ans.	Tabes ayant résisté à toutes sortes de traitements.	Elongation des deux sciatiques par Bardeleben ; celui du côté gauche est allongé à huit reprises. Elongation plus faible du sciatique droit	Pas d'amélioration après six semaines.	Syphilis probable.
235	Weiss et Mikulicz, *Wiener med. Wochenschrift*, 1881, n° 36.	Homme, 46 ans.	Ataxie locomotrice datant de seize ans.	Elongation du sciatique droit.	Amélioration temporaire.	Dans ces huit faits, les résultats furent très variables. Les phénomènes ataxiques ne furent pas modifiés dans cinq cas ; dans un cas ils furent faiblement améliorés ; dans deux cas ils furent augmentés. — La sensibilité ne fut pas changée dans quatre cas ; dans deux cas il y eut une amélioration temporaire, et ces deux améliorations persistaient après trois mois. — Les accidents concernant la vessie et le rectum furent dans deux cas augmentés, et dans tous les cas les douleurs fulgurantes diminuent pour plus ou moins longtemps.
236	*Ibid.*	Homme, 44 ans.	Ataxie locomotrice datant de six ans.	Elongation du sciatique droit.	Amélioration temporaire.	
237	*Ibid.*	Homme, 48 ans.	Ataxie datant de cinq ans.	Elongation du sciatique droit.	Amélioration temporaire.	
238	*Ibid.*	Homme, 40 ans.	Ataxie datant de cinq ans.	Elongation des deux sciatiques.	Amélioration.	
239	*Ibid.*	Homme, 42 ans.	Ataxie locomotrice datant de cinq ans.	Elongation des deux sciatiques.	Amélioration temporaire.	
240	*Ibid.*	Homme, 50 ans.	Ataxie locomotrice.	Elongation des deux sciatiques.	Pas d'amélioration.	
241	*Ibid.*	Homme, 45 ans	Ataxie datant de trois ans et demi.	Elongation des deux sciatiques.	Faible amélioration.	
242	*Ibid.*	Homme, 39 ans.	Ataxie datant de 2 ans.	Elongation des deux sciatiques.	Amélioration.	

Nos.	OPÉRATEURS et SOURCES BIBLIOGRAPHIQUES.	AGE ET SEXE.	NATURE DE L'AFFECTION.	OPÉRATION.	RÉSULTATS.	REMARQUES GÉNÉRALES.
243	Wieth, *Centralblatt für Chirurgie*, 1882, p 501.	Homme, 35 ans.	Tabes, début remonte à sept ans.	Elongation violente des deux sciatiques.	Diminution de la douleur; six mois après, même état.	
244 245 246	Wilheim, *Wiener med. Presse*, 1882, n° 7, et *Centralblatt für Chirurgie*, p. 669.	»	Ataxie locomotrice.	Elongation des sciatiques; méthode non sanglante.	Insuccès complet.	L'auteur cite ces trois cas personnels, et, dans une étude critique, s'attache à démontrer le peu de valeur de cette opération.
247	Winter, clinique d'Heidelberg, *Neurolog. Centralblatt*, 1882.	Femme, 38 ans.	Tabes datant de deux ans; traitements variés sans résultat.	Elongation unilatérale du sciatique.	Pas d'amélioration.	
248	E. Andrews et S. Farrer, *Chicago med. Journ.*, 1878, t. XXVI, p. 230.	Homme adulte.	Myélite traumatique.	Elongation des deux sciatiques et du crural gauche.	Guérison.	
249	Auersbach, *Deutsche med. Wochenschrift*, n° 3, 1882.	Homme, 40 ans.	Grande frayeur; paralysie agitante; affaiblissement extrême des deux membres supérieurs, surtout du côté droit.	Elongation des nerfs médian et cubital du côté droit.	Guérison presque complète; le tremblement reparaît à l'occasion de certaines émotions violentes.	Le nerf radial n'a pas été élongé parce que les muscles qu'il innerve ne paraissaient pas atteints par le tremblement.
250	Berger, *Bull. de la soc. de chirurgie*, 1884, p. 945.	Vieillard	Hémiplégie.	Elongation du sciatique, antisepsie rigoureuse.	Phlegmon gangréneux au niveau de la région opératoire; méningo-myélite suppurée. Mort.	A l'autopsie, pus concret remontant le long du sciatique vers la moelle.

Nos.	OPÉRATEURS et SOURCES BIBLIOGRAPHIQUES.	AGE ET SEXE.	NATURE DE L'AFFECTION.	OPÉRATION.	RÉSULTATS.	REMARQUES GÉNÉRALES.
251	Czerny, *loc. cit.*	Homme.	Hémiplégie avec contracture datant de l'enfance.	Elongation du plexus brachial, suivie de troubles trophiques.	Insuccès.	
252	Doutrelepont, *Centralblatt*, 1882, n° 32, p. 576.	Homme, 31 ans.	Myélite chronique.	Elongation en quatre séances des nerfs sciatiques et cruraux.	Amélioration notable.	
253	Billroth, in *Nervendehnung bei Erkrankungen des Rückenmarks*, Weiss et Mickulicz.	Homme, 29 ans.	Sclérose multiple datant d'une année.	Elongation des deux sciatiques le 14 juillet 1881.	Faible amélioration.	Le malade mourut; Billroth pense que la mort a été occasionnée par le retentissement de l'élongation sur le système nerveux central. Les nerfs avaient été tirés avec force à dix reprises différentes dans les deux sens centripète et centrifuge. — A l'autopsie, sclérose du cerveau et de la moelle.
254	Doutrelepont, Société des provinces rhénanes, *Centralblatt für Chirurgie*, 1882, p. 286.	Homme, 30 ans.	Paraplégie, qui bientôt se complique d'une anesthésie complète.	Dans l'espace de cinq semaines, élongation des deux sciatiques et des deux nerfs cruraux.	Amélioration notable.	
255	Gartner, *Deutsche Zeitschrift für Chirurgie*, 1872, I, p. 462.	Femme, 38 ans.	Hémiplégie ancienne avec contracture.	Elongation.	Mort.	La mort eut lieu par entrée de l'air dans les veines.
256	Hammond, *The med. Record*, p. 181, 1881.	Femme.	Après hémorrhagie cérébrale (?), douleur dans l'aisselle descendant jusqu'à la main.	Elongation du cubital, traction dans les deux sens.	Succès (?).	La durée de la guérison n'est pas indiquée; observation sans grande valeur.
257	Graeme Hammond, *Med. News.*, p. 17, 1er juillet 1882.	»	Athétose datant de treize ans.	Elongation du nerf médian à la partie moyenne du bras.	Guérison immédiate presque complète.	Malade ne paraît pas avoir été suivi.

N^os.	OPÉRATEURS et SOURCES BIBLIOGRAPHIQUES.	AGE ET SEXE.	NATURE DE L'AFFECTION.	OPÉRATION.	RÉSULTATS.	REMARQUES GÉNÉRALES.
258 à 266	Hahn, *Berliner Klinick Wochenschriftd*, 19 avril 1880.	»	Affections des centres nerveux.	»	Deux morts; aucune amélioration notable.	
267	Mäsing, *Petersbürger med. Wochenschrift*, t. III, p. 281, 1878.	Homme, 37 ans.	Myélite chronique.	Elongation des deux sciatiques et du crural gauche.	Amélioration de l'anesthésie.	
268	W.-J. Morton, *Journal of nervous and mental diseases*, 1882, july, p. 133.	»	Paralysie agitante datant de sept ans.	Elongation.	Amélioration.	
269	*Ibid.*	»	Athétose du côté droit datant de l'enfance.	Elongation rigoureuse des nerfs médian et cubital.	Disparition des mouvements anormaux.	Les mouvements anormaux n'avaient pas reparu deux mois plus tard.
270	Nicaise, in *Th. de Schering*, 1881, p. 49.	Femme, 59 ans.	Hémiplégie avec contracture remontant à un an.	Elongation du sciatique gauche.	Insuccès.	
271	A. Neve, *The Lancet*, septemb. 1885 (*Kashmir Hospital Missions*).	Homme, 34 ans.	Sclérose diffuse, cérébro-spinale; début il y a deux ans.	Elongation pratiquée le 26 mars.	En avril, malade marche mieux sans bâton.	On continue le traitement en donnant au malade du nitrate d'argent.
272	A. Neve, *The Lancet*, sept. 1885.	Homme, 20 ans.	Sclérose spinale diffuse, malade scrofuleux; il y a dix mois, tout à coup rétention d'urine, avec paralysie des membres inférieurs.	Elongation des deux sciatiques le 28 mai.	Aucune amélioration le 25 juin.	Plus tard le malade parut aller un peu mieux.

N^os.	OPÉRATEURS et SOURCES BIBLIOGRAPHIQUES.	AGE ET SEXE.	NATURE DE L'AFFECTION.	OPÉRATION.	RÉSULTATS.	REMARQUES GÉNÉRALES.
273	Omboni Vincenzo, de Crémone; *Annali univ. di medicina*, vol. CCLXIII, 1883.	Homme, 52 ans.	Myélite traumatique avec paraplégie complète chez un épileptique Fracture transversale du sacrum avec paralysie de la vessie et du rectum.	Elongation des deux sciatiques; les tractions portant sur le tronc du nerf étaient si brusques qu'elles imprimaient des secousses au malade.	Succès	Eschares; la réunion des deux plaies a eu lieu par seconde intention.
274	Nussbaum, *Klinische Mittheilungen*, München, 1876.	Homme, 35 ans.	Myélite traumatique datant de onze ans.	Elongation du crural et du sciatique.	Disparition des spasmes, mais persistance de la paralysie.	
275	Riedel, *Deutsche med. Woch.*, n° 1, 1882.	Homme, 31 ans.	Chute sur le dos suivie d'anesthésie avec affaiblissement du membre inférieur. — Compression de la moelle par un caillot?	Elongation des deux sciatiques et des deux cruraux	Effets d'abord nuls, puis amélioration rapide et durable.	La sensibilité et les réflexes reviennent; la marche est améliorée.
276	*Ibid.* (2e cas).	Homme.	Fracture de la colonne vertébrale au niveau de la dixième dorsale; violentes douleurs au niveau des nerfs cruraux.	Six mois après, élongation du nerf crural.	Guérison complète.	Suivi pendant un an et demi.
277	Rosenbach, in *Art.* de Riedel, *Deutsche med. Wochenschrift*, n° 1, 1882.	»	Myélite transverse consécutive à la contusion de la colonne vertébrale.	Elongation des deux sciatiques.	Grande amélioration.	
278	Sonnenberg, *Berliner klin. Woch.*, 3 avril 1882.	Homme.	Ataxie locomotrice.	Elongation du sciatique droit.	Amélioration temporaire.	Deux jours après l'opération, le mouvement revient; l'anesthésie et la douleur disparaissent, la marche est améliorée; l'amélioration durait depuis six semaines, lorsque le malade se fractura accidentellement la rotule.

N°.	OPÉRATEURS et SOURCES BIBLIOGRAPHIQUES.	AGE ET SEXE.	NATURE DE L'AFFECTION.	OPÉRATION.	RÉSULTATS.	REMARQUES GÉNÉRALES.
			B. — *Affections diverses.*			
279	Roderich Stintzing, *U.ber Nervendehnung.*	Homme, 34 ans.	Paralysie spinale ayant résisté à tous les traitements.	Elongation non sanglante des deux sciatiques faite par Nussbaum.	Amélioration.	L'élongation du sciatique gauche eut pour résultat la disparition du spasme du côté opéré, l'amélioration du sens du toucher des deux côtés, et une paralysie transitoire de la jambe élongée.
280	Roderich Stintzing.	Homme, 67 ans.	Paralysie agitante.	Elongation du plexus brachial du côté gauche faite par Nussbaum.	Résultat négatif.	Les douleurs reparurent en même temps qu'une anesthésie se développa à gauche. Le tremblement persista, et dans la suite les douleurs s'améliorèrent un peu.
281	Westphal, *Berlin. klin. Wochenschrift,* 1881.	»	Paralysie spinale spasmodique ; raideur musculaire dans les muscles de la cuisse.	Extension forte du crural.	Paralysie spasmodique transformée en paralysie flasque. Paralysie de la vessie et du rectum, eschare, et trois ans après, mort ; myélite transverse.	L'auteur a fait plus tard une opération semblable ; pas d'accidents, mais insuccès.
282	*Ibid.,* mars 1882.	»	Paralysie spinale spasmodique ; raideur musculaire dans les muscles de la cuisse.	Extension forte du crural.	Pas d'accidents, mais insuccès.	
283	*Ibid.*	»	Paralysie agitante.	Elongation des nerfs correspondants.	Négatifs ou désastreux.	Dans le second cas, paralysie radiale consécutive ; le troisième malade succombe inopinément six jours après l'extension ; à l'autopsie, méningite cérébrale suppurée sans cause connue.

<h3 style="text-align:center">De l'élongation des nerfs dans le tétanos.</h3>

N°.	OPÉRATEURS et SOURCES BIBLIOGRAPHIQUES.	AGE ET SEXE.	NATURE DE L'AFFECTION.	OPÉRATION.	RÉSULTATS.	REMARQUES GÉNÉRALES.
284	Asburt, *Philadelphian med. Times,* fév. 1882.	Homme.	Tétanos traumatique.	Elongation du médian et du spinal.	Insuccès.	
285	Clarke, *Glasgow med. Journal,* juillet, 1879.	Femme, 24 ans.	Tétanos traumatique.	Elongation forte du sciatique.	Guérison.	Concurremment, traitement avec la fève du Calabar.
286	Drake, *Canada med. and surg. Journal,* nov. 1876.	»	Tétanos traumatique.	Elongation du sciatique.	Mort au douzième jour.	Après l'opération, amélioration marquée. La fève de Calabar est employée. — Les convulsions cessent pendant trois jours après l'élongation, puis reviennent
287 288 289	Hahn, *Berliner klin. Wochensch.,* 19 avril 1880.	»	Tétanos traumatique.	»	Insuccès dans les trois cas.	Hahn a pratiqué cette opération trois fois ; dans un cas, il élongea le cubital ; dans un autre cas, le sciatique et le crural.
290	Heath, *Med. Times and Gaz.,* 1880, t.II, p.484.	»	Tétanos traumatique.	Elongation.	Mort.	
291	Fenger, *Journal of nervous and mental diseases,* New-York, avril 1881.	Homme, 29 ans.	Tétanos traumatique, consécutif à une amputation.	Elongation, le 15 juillet 1880, du cubital, du radial et musculo-cutané.	Insuccès ; mort.	Le lendemain les accès tétaniques augmentent de fréquence ; le patient meurt dans la nuit. Aucun bénéfice par l'élongation.
292	*Ibid.*	Homme, 43 ans.	Tétanos traumatique ; blessure de la main droite. Trismus et opisthotonos apparaissant quatre jours après la blessure.	Elongation du médian et du cubital.	Guérison.	Le nerf est élongé quatre jours après l'accident ; amélioration immédiate. Les accidents disparaissent en quatre jours. Paralysies du médian et du cubital pendant sept mois. On se sert aussi de la fève de Calabar et du chloral.

Nᵒˢ.	OPÉRATEURS et SOURCES BIBLIOGRAPHIQUES.	AGE ET SEXE.	NATURE DE L'AFFECTION.	OPÉRATION.	RÉSULTATS.	REMARQUES GÉNÉRALES.
293	Fenger, *Journal of nervous and mental diseases*, New-York, avril, 1881.	Homme, 55 ans.	Tétanos traumatique, après amputation du tiers supérieur de l'humérus.	Elongation du plexus brachial.	Légère amélioration immédiate; mort deux jours après.	Plexus axillaire élongé, sans grand succès. La plaie est ouverte et les nerfs discisés; la douleur et l'opisthotonos s'arrêtent entièrement pour trente-six heures. Mort deux jours après.
294	Hutchinson, *Med. Times and Gaz.*, t. I, p. 678, 1879.	Homme, 22 ans.	Tétanos traumatique remontant à sept jours.	Elongation du sciatique.	Mort.	La nuit est calme après l'opération; le lendemain les accidents reparaissent.
295	Johnston, *The Lancet*, t. II. p. 833, 1879.	»	Tétanos traumatique.	Elongation.	Mort.	L'observation manque de détails précis.
296	Klamroth, *Deutsche med. Wochenschrift*, 1878.	»	Tétanos traumatique.	Elongation.	Résultat douteux.	
297	Klin et Knie, *in* Pooley, *The med. Record*, t. XVIII. n° 7, p. 172, 1880.	»	Tétanos traumatique datant de huit jours.	Elongation du plexus brachial.	Mort.	
298	Köcher, *Correspondenzblatt für Schweizer Ærzte*, p. 17, 10, 1876.	Homme, 45 ans.	Tétanos traumatique datant de huit jours.	Elongation du nerf tibial postérieur.	Mort.	Après l'opération, les spasmes de la jambe cessent; la tumeur s'abaisse; à l'autopsie, inflammation intense du sciatique.
299	Kuster. *Berliner klin. Wochensch.*, 27 mars 1882.	»	Tétanos traumatique.	Elongation du crural.	Insuccès.	
300	H. Morris, *British med. Journ.*, I, p. 933, 1879.	Enfant, 7 ans.	Tétanos traumatique datant d'un jour.	Elongation du sciatique.	Mort dans la nuit.	
301	Nankivell, *The Lancet*, t. I, p. 311, 1878.	Homme, 25 ans.	Tétanos traumatique datant de seize jours.	Elongation du nerf médian.	Mort.	Les accidents s'aggravent rapidement après l'opération.
302	*Ibid.*	Homme, 42 ans.	Tétanos traumatique remontant à huit jours.	Elongation du nerf médian.	Mort.	Les accidents s'aggravent rapidement après l'opération.
303	Obalinski, *Centralblatt f. Chirurg.*, 1882, p. 15	Femme, 22 ans.	Tétanos traumatique.	Elongation du sciatique.	Insuccès.	
304	Omboni Vincenzo, de Crémone, *Annali univ. di medicina*, vol. CCLXIII, 1883.	Enfant, 9 ans.	Tétanos traumatique survenu trois jours après une fracture comminutive de l'avant-bras gauche.	Amputation au tiers moyen du bras, et élongation de tous les nerfs, suivie de la résection dans une longueur de 2 à 2 centim. 1/2 de tous les nerfs qui dépassaient le moignon après l'élongation.	Mort le lendemain matin, après quatre jours de maladie.	Pendant l'élongation du médian, se produisirent des contractions tétaniques généralisées; ce nerf était plus rouge, plus dur, un peu plus gros qu'à l'état normal. A l'autopsie, on constata une inflammation du névrilème du médian, remontant jusqu'à la moelle, dont la pie-mère était finement injectée, sans qu'il y ait cependant trace d'hémorrhagie. Le cerveau est le siège d'une congestion veineuse très intense.
305	*Ibid.*	Homme, 59 ans.	Tétanos traumatique survenu sept jours après une fracture comminutive de l'olécrâne droit.	Elongation du plexus brachial.	Mort trois jours après l'opération.	A l'autopsie, ecchymose sous-arachnoïdienne très marquée; ecchymoses sous le névrilème des branches cervicales du plexus brachial et des nerfs du bras jusqu'au pli du coude.
306	Omboni, *in* Trombetta. *Sullo stiram nto degli nervi*, Messince, 1880, p. 251.	Enfant, 7 ans.	Tétanos traumatique.	Elongation du sciatique, et résection du nerf tibial antérieur.	Mort.	Il y eut une amélioration temporaire qu'Omboni attribue à l'élongation.
307	Omboni. *Annali univ. di med. et chirurg.*, Milano, 1880, I, 248, p. 43.	»	Tétanos traumatique.	Elongation.	Mort.	
308	Osteureicher, *Presse méd. de Vienne*, 1882, n° 21, p. 22.	Homme.	Tétanos traumatique consécutif à une lésion de l'articulation du genou.	Elongation du nerf crural, faite par le prof. Albert.	Insuccès complet; accidents tétaniques persistèrent. — Mort, insuccès.	Observation recueillie dans le service du professeur Albert.
309	Owens, *Chicago med. Journal and Examiner*, p. 599, déc. 1877.	Enfant, 6 ans.	Tétanos traumatique.	Extension du plexus brachial.	Mort.	

N°s.	OPÉRATEURS et SOURCES BIBLIOGRAPHIQUES.	AGE ET SEXE.	NATURE DE L'AFFECTION.	OPÉRATION.	RÉSULTATS.	REMARQUES GÉNÉRALES.
310	Ramschoff, *Cincinnati Lancet and Clinic.*, t. II, p. 41, 1879.	Enfant, 13 ans.	Tétanos traumatique remontant à onze jours.	Elongation du nerf tibial postérieur.	Guérison.	La fève de Calabar fut administrée pendant quatre jours sans succès; l'élongation fut suivie d'une guérison régulière et progressive.
311	Riedel, *Schmid Jarbucher*, 1884, p. 147.	Homme, 56 ans.	Résection du genou pour tumeur blanche, neuf jours après, tétanos.	Amputation de la cuisse et élongation forto du nerf sciatique.	Mort très rapide, 16 heures après l'amputation.	Riedel, commentant son observation, déclare que l'élongation des nerfs ne vaut rien dans la thérapeutique du tétanos.
312	Reichert, *Deutsche medicinal Zeitung.* Berlin, 2 juillet 1885. n° 53.	Uhlan.	Tétanos traumatique consécutif à une morsure de cheval dans la région sous-scapulaire gauche.	22 jours après l'accident, élongation sanglante des deux sciatiques, d'après la méthode de Nussbaum.	Guérison.	Dès que l'élongation fut opérée, le trismus disparut et aucune attaque convulsive ne se déclara. La guérison, retardée par un érysipèle, était cependant complète après quatre mois.
313	Schneider, *Berlin. klin. Wochensch.*, t. XIV, p. 638, 1877.	Homme.	Tétanos traumatique.	Cinq élongations.	Mort le troisième jour.	
314	Schede, *Deutsche med. Wochen.*, n° 19, p. 258.	»	Tétonos traumatique.	»	Insuccès.	
315	Smith, *Med. Times and Gaz.*, t. II, p. 216, 1880.	Homme, 54 ans.	Tétanos traumatique consécutif à des incisions pratiquées pour des phlegmons diffus.	Elongation du médian.	Guérison.	
316 317	Johnson Smith, *British med. Journal*, 1881.	Homme, 54 ans.	Tétanos traumatique consécutifs à une plaie contuse de l'avant-bras droit. Les contractions avaient atteint tout d'abord les extenseurs des doigts	Elongation du médian.	Guérison.	L'auteur rapporte deux faits semblables.
318	Sonnenberg, *Deutsche med. Wochenschrift*, n° 19, p. 258, 1880.	»	Tétanos traumatique.	»	Insuccès.	
319	Thomas, *Bull. et mém. de la soc. de chirurgie*, t. V, p. 173, 1879.	Homme, 23 ans.	Tétanos traumatique.	Elongation du médian.	Mort.	
320	Verneuil, *Th.* Duvault, Paris, 1876.	Homme, 86 ans.	Contractions douloureuses des muscles de la main droite à la suite de l'amputation de l'annulaire, de l'index et du médian.	Distension et neurothripsie du cubital et du médian.	Guérison après quelques semaines.	Grande amélioration dès le soir de l'opération, sans perte de sensibilité.
321	*Ibid.*	Femme, 60 ans.	Contracture dans la sphère du nerf musculo-cutané après extirpation de ganglions cancéreux de l'aisselle.	Distension et neurothripsie de ce nerf.	Diminution des douleurs; mort d'érysipèle phlegmoneux.	Quelques jours après l'opération, cessation de la contracture du bras.
322	Vogt, *Centralblatt für Chirurgie*, n° 40, 1878.	Homme, 63 ans.	Tétanos traumatique datant de neuf jours.	Elongation du plexus brachial	Guérison immédiate.	
323	Vogt, *Die Nervendehnung.* Leipzig, 1877.	Homme, 33 ans.	Tétanos traumatique.	Elongation du plexus brachial	Guérison.	
324	Watson, *The Lancet*, févr. 1878, p. 229, t. I.	Homme, 16 ans.	Tétanos traumatique remontant à 3 jours.	Elongation du plexus brachial	Mort la nuit suivante.	Tout d'abord semblant d'amélioration.
325	*Ibid.*	Homme, 35 ans.	Tétanos traumatique datant de deux jours.	Elongation du plexus brachial.	Mort le quatorzième jour.	Le malade alla mieux jusqu'au treizième jour; mais on ne peut savoir si l'amélioration résultait de l'élongation, car on lui avait donné concurremment de la fève de Calabar et du chloral.
326	Weir, *in* Chandler, *Med. Record New-York*, 1882, p. 293.	Homme, 11 ans.	Tétanos traumatique datant d'un jour.	Elongation du cubital.	Insuccès.	
327	*Ibid.*	Homme, 29 ans.	Tétanos traumatique datant d'un jour.	Elongation du tibial postér.	Guérison.	
328	Wheeler, *British medical Journal*, 1882, t. I, p. 11. (Lettre de Clark).	»	Tétanos traumatique.	Elongation..	Guérison.	

Nos.	OPÉRATEURS et SOURCES BIBLIOGRAPHIQUES.	AGE ET SEXE.	NATURE DE L'AFFECTION.	OPÉRATION.	RÉSULTATS.	REMARQUES GÉNÉRALES.
			De l'élongation du facial dans le tic douloureux ou non douloureux.			
329	Baum, in Chauvel, *Arch. de méd.*, t. I, 1881, p. 719.	Femme, 35 ans.	Tic convulsif non douloureux des muscles de la moitié gauche de la face.	Elongation du facial.	Après l'opération, paralysie pendant une demi-heure ; guérison des convulsions.	Bernhardt raconte dans son article de *Zeitschrift für med.*, que Baum lui a écrit au sujet de cette malade atteinte de récidive légère neuf mois après. Cette récidive disparut presque complètement sous l'influence d'un traitement ferrugineux.
330	Martin Bernhardt, *Zeitschrift für deutsche Medicin*, 1881, p. 96, obs. VI.	Homme, 21 ans.	Tic convulsif de toute la moitié de la face.	Elongation du facial par Langenbeck.	Insuccès.	La paralysie disparaît ; deux mois après, il ne reste plus qu'une parésie, mais les contractions aussi sont revenues : quatre mois après le malade était dans le même état.
331	Martin Bernhardt, *Deutsche Wochenschrift, Med.*, 1882.	Femme, 30 ans.	Tic convulsif ayant commencé par des contractures du muscle orbiculaire gauche. Toutes sortes de traitements sans succès.	Elongation du facial gauche.	Guérison.	Six mois après l'opération, bonne motilité volontaire ; cependant l'excitabilité des muscles par le courant d'induction paraît notablement diminuée.
332	Martin Bernhardt, *Zeitschrift für deutsche Medicin* (1881, p. 96).	Homme, 36 ans.	Tic douloureux de la moitié droite de la face datant de quatre ans.	Elongation du facial, d'après la méthode de Baum, de Dantzig, par Hahn.	Amélioration.	Les crampes réapparaissent, mais plus faibles, dès le lendemain matin.
333	Eulenberg, in Chauvel, *Arch. de méd.*, 1881, vol. II, p. 720.	»	Tic non douloureux de la face. Le profr Von Schiemer lui avait pratiqué la névrotomie du sous-orbitaire.	Elongation du facial faite par Hüter.	Guérison.	Paralysie temporaire pendant plusieurs semaines.
334	Glarus Zezas, *Centralblatt für Chirurgie*, 1884, p. 318.	»	Tic convulsif de la face ayant résisté à toutes les méthodes de traitement.	Elongation du facial saisi au-dessous de l'oreille.	Guérison.	Les douleurs disparurent complètement dans l'espace de cinq jours. — Le malade n'a été suivi que sept semaines.
335	Godlee, *Lancet*, 4 juin 1881.	Femme, 72 ans.	Tic spasmodique de la face.	Elongation du facial.	Guérison d'abord complète, puis récidive ; vésicatoire, quinine amènent de nouveau cessation des convulsions.	Cette observation est rapportée incomplètement par Artaud et Gilson, auxquels l'article de Godlee (*Lancet*, juin 1881) a échappé.
336	Godlee, *London med. Gaz.*, 1880.	Homme.	Tic non douloureux de la face.	Elongation du facial.	Guérison.	Paralysie temporaire.
337	Gray, *Revue de Hayem*, 1883, t. XXI, p. 684.	Homme, 22 ans.	Spasmes bilatéraux de la face depuis deux ans ; mouvements chroniques des deux mains.	Elongation du facial droit.	Grande amélioration.	Paralysie faciale consécutive ; les spasmes ne paraissent plus dans le côté élongé.
338	*Ibid.*	Homme, 36 ans.	Tic douloureux de la face remontant à seize ans ; insuccès de tous les traitements médicaux.	Elongation du facial.	Amélioration.	Paralysie faciale type ; cessation des douleurs ; la paralysie disparaît ; les douleurs reviennent ; le malade refuse toute intervention nouvelle.
339	Hahn, *Berliner klin. Wochensch.*, 3 avril 1882.	»	Tic non douloureux de la face.	Elongation du facial.	Grande amélioration.	Paralysie temporaire.
340	*Ibid.*	»	Tic non douloureux de la face.	Elongation du facial.	Faible amélioration.	
341	Hoffmann, *Deutsche Wochenschrift Med.*, 1882.	Femme, 25 ans.	Tic convulsif avec paralysie gauche du visage.	Elongation avec arrachement d'un morceau du nerf sous-orbitaire ; élongation du facial ; branche inférieure allant à la lèvre.	Insuccès.	

Nos.	OPÉRATEURS et SOURCES BIBLIOGRAPHIQUES.	AGE ET SEXE.	NATURE DE L'AFFECTION.	OPÉRATION.	RÉSULTATS.	REMARQUES GÉNÉRALES.
342	Kaufmann, *Centralblatt für Chirurgie*, n° 3, 1885.	Homme, 61 ans.	Tic douloureux de la face à droite datant de sept ans, ayant débuté après une violente émotion. Une foule de remèdes inutiles.	Elongation du facial en septembre 1883; deux élongations successives.	Amélioration passagère.	Après la première élongation, légère parésie des muscles de la bouche et du menton; séance tenante, nouvelle élongation, a pour offet de paralyser complètement les muscles de la face et du menton. — Au bout de quelques jours tout était revenu; le malade refusa nouvelle intervention. Les crampes recommencèrent.
343	Putman, *Arch. of Med.* New-York, févr. 1880.	Homme, 25 ans.	Tic non douloureux de la face remontant à trois ans.	Elongation du facial.	Insuccès.	Paralysie faciale temporaire.
344	Schüssler, *Berlin. klin. Wochensch.*, t. XVI, p. 684, 1879.	Femme, 39 ans.	Tic non douloureux de la face remontant à huit ans.	Elongation du facial.	Guérison pendant six mois.	Paralysie faciale durable. Six mois après, les contractures revinrent.
345	Southan, *The Lancet*, 27 août 1881.	Femme, 32 ans.	Spasme incessant datant de quatre ans, siégeant au niveau des muscles innervés par le facial.	Elongation du facial droit à sa sortie du trou stylo-mastoïdien; paralysie pendant quatre semaines.	Guérison complète.	Paralysie consécutive n'ayant entraîné qu'un caractère temporaire.
346	*Id.*, et *British medical Journal*, 28 mai 1882.	Femme, 59 ans.	Tic spasmodique occasionné par le froid.	Elongation du facial; traction égale à 4 ou 5 liv. (pounds).	Guérison.	Constatée après six semaines. — Après l'opération, il y eut une paralysie de quatre semaines.

De l'élongation des nerfs dans le torticolis, les spasmes traumatiques et l'épilepsie réflexe.

Nos.	OPÉRATEURS et SOURCES BIBLIOGRAPHIQUES.	AGE ET SEXE.	NATURE DE L'AFFECTION.	OPÉRATION.	RÉSULTATS.	REMARQUES GÉNÉRALES.
347	Annandale, *The Lancet*, t. I, p. 555, 1879.	Femme, 24 ans.	Torticolis spasmodique	Elongation et résection du nerf spinal.	Guérison.	
348	Berridge, *British med. Journal*, 2 avril 1881.	»	Contracture douloureuse des membres inférieurs.	Elongation du sciatique.	Pas d'amélioration le dixième jour.	
349	Martin Bernhardt, *Kuster Zeitschrift für deutsche Medicin*, 1881.	Femme, 30 ans.	Torticolis spasmodique; traitement électro-thérapique et interne sans résultat. Crampe du muscle grand-dorsal et du sterno-cléido-mastoïdien à la fois.	Elongation de la branche externe du spinal par Kuster.	Amélioration passagère.	Huit mois après, l'affection avait repris sa marche.
350	Callender, *The Lancet*, juin 1875, I, p. 383.	Homme, 41 ans.	Contractures douloureuses après amputation de l'avant-bras.	Elongation du médian six ans après l'amputation.	Guérison.	
351	Caraft, *France médicale*, 26 janvier 1882.	Femme, 18 ans.	Femme hystérique. Traumatisme, contracture et convulsions rhytmiques du membre inférieur.	Elongation du sciatique par Blum.	Après quelques mois, légère amélioration.	Collection purulente autour du sciatique.
352	Czerny, *Archiv für Psychiatrie und Nervenkrank.*, t. X, p. 284, 1879.	Homme, 37 ans.	Epilepsie avec aura nettement localisés au cubital, datant de vingt-deux ans. Traitement au bromure de potassium.	Elongation du cubital.	Insuccès et aggravation.	Pendant quatre mois après l'opération, il n'y eut pas d'accès; mais déjà, depuis neuf mois, ils avaient disparu sous l'influence du traitement médical.
353	Von Corwal. *Correspondenzblatt für Schweizer Ærtzte*, n° 5, p. 119, 1er mars 1883.	»	Contractions cloniques des muscles de la jambe droite. Grande instabilité nerveuse du malade.	Elongation non sanglante à plusieurs reprises.	Après la première élongation, amélioration notable; les autres sont moins heureuses.	

N°s.	OPÉRATEURS et SOURCES BIBLIOGRAPHIQUES.	AGE ET SEXE.	NATURE DE L'AFFECTION.	OPÉRATION.	RÉSULTATS.	REMARQUES GÉNÉRALES.
354	Hansen, *The Lancet*, 1879.	30 ans.	Torticolis spasmodique datant de dix-huit mois.	Elongation du nerf spinal.	Guérison.	La résection dut être faite après l'élongation.
355	Hoover, *in* Pooley, *The Med. Record*, XVIII, n° 7, p. 172, 1880,	»	Contracture douloureuse d'un membre datant de plusieurs années.	Elongation du nerf sciatique.	Amélioration.	
356	Israël, *Berliner klin. Wochensch.*, 3 avril 1882.	Enfant, 3 ans.	Spasme du membre supérieur avec contracture.	Elongation du plexus brachial.	Guérison.	
357	Kuster, *Berliner klin. Wochensch.*, 3 avril 1882.	»	Torticolis spasmodique	Elongation du spinal.	Grande amélioration.	
358	Langenbeck, *Berliner klin. Wochenschrift*, 9 mai 1881.	»	Accès épileptiformes revenant à courts intervalles.	Elongation du médian.	Guérison.	Le nerf médian a été choisi à cause de sa situation superficielle.
359	Morgan, *The Lancet*, 1879.	»	Torticolis spasmodique	Elongation du nerf spinal.	Guérison.	
360	*Ibid.*	Femme, 53 ans.	Torticolis spasmodique	Elongation du nerf spinal.	Insuccès.	
361	Mosetig V. Morhoof, *Wien. med. Presse*, n° 27, 1881.	Homme, 56 ans.	Torticolis spasmodique remontant à plusieurs années; toutes sortes de médications sans succès.	Elongation du spinal gauche, violente; traction dans le sens périphérique et central. Elongation du spinal droit.	Guérison presque complète au bout de quelques mois.	Cette observation a ceci de très particulier, c'est que le torticolis est à gauche et que la pression sur le nerf de Willis à gauche ne donne aucun résultat; la compression du côté sain amène au contraire les convulsions. C'est pourquoi on dut allonger les 2 nerfs.

N°s.	OPÉRATEURS et SOURCES BIBLIOGRAPHIQUES.	AGE ET SEXE.	NATURE DE L'AFFECTION.	OPÉRATION.	RÉSULTATS.	REMARQUES GÉNÉRALES.
362	Nicoladini, *Wien. med. Presse*, n° 29, 1882.	Homme, 27 ans.	Torticolis rotatoire ayant débuté par douleurs à la nuque à l'occasion de refroidissements datant de quatorze mois. — Contractions cloniques entraînant la tête en arrière avec inclinaison à gauche et rotation légère à droite.	Elongation du spinal.	amélioration le lendemain de l'opération.	avait repris son intensité première. L'auteur regrette de ne pas avoir fait la résection du spinal.
363	Nussbaum, *Die chirurg. Klinik zu München*, 1875.	Homme.	Epilepsie réflexe accompagnant un pied bot varus équin.	Elongation des nerfs tibiaux et péroniers.	Guérison.	
364	Nussbaum, *Deutsche Zeitschrift für Chirurgie*, sept. 1872, p. 450.	Homme, 23 ans.	Contracture des muscles du thorax et du membre supérieur.	Elongation du plexus brachial.	Guérison.	
365	Omboni Vincenzo, de Crémone, *Annali univ. di medicina*, vol. CCLXIII, 1883.	Femme, 28 ans.	Contracture des membres inférieurs consécutive à une myélite scléreuse datant de quatorze ans.	Elongation des deux sciatiques.	Insuccès.	La plaie se réunit par première intention.
366	*Ibid.*	Homme, 40 ans.	Contractions rhythmiques du membre supérieur droit.	Elongation des nerfs du bras.	Amélioration très sensible dans les jours qui suivent l'opération.	Cependant, quatre jours après on aperçoit un gonflement douloureux le long du trajet des nerfs. Ces symptômes de névrilémite augmentent malgré une médication appropriée; insomnies; légère anesthésie cutanée de l'avant-bras et quelques légères contractions. L'iodure de potassium dissipe tous ces symptômes.
367	Panas, *Bulletin de l'Acad. de médec.*, t. X, n° 50, 1881.	Homme, 40 ans.	Lésion traumatique (coups de couteau) du sciatique devenu névromateux; douleurs vives accompagnées d'épilepsie spinale.	Elongation.	Guérison rapide et complète.	Dès le lendemain de l'opération, les douleurs avaient complètement disparu; bientôt les secousses convulsives disparaissent; le malade, suivi assez longtemps, reste guéri.

N°.	OPÉRATEURS et SOURCES BIBLIOGRAPHIQUES.	AGE ET SEXE.	NATURE DE L'AFFECTION.	OPÉRATION.	RÉSULTATS.	REMARQUES GÉNÉRALES.
368	Poulet, *Soc. de chirurgie*, 1884, p. 339.	Homme.	Plaie par balle du pli du coude. Trépidation épileptoïde.	Elongation dans le creux axillaire du médian, du radial et du cubital.	Amélioration notable.	
369	Southan, *The Lancet*, 27 août 1881.	»	Torticolis clonique. Début remontant à vingt-trois ans. Le sterno-mastoïdien et les muscles profonds du cou sont intéressés.	Elongation et plus tard excision du nerf spinal accessoire gauche.	Résultat temporaire après l'élongation; après l'excision, résultat partiel très douteux.	L'excision a été faite en deçà du point qui fournit les branches du sterno-mastoïdien, ce qui peut expliquer l'insuffisance du résultat.
370	*Ibid.*	Homme, 40 ans.	Torticolis clonique, spasme revient par accès; les muscles profonds du cou et du dos sont intéressés.	Elongation du spinal.	Grande amélioration pendant six semaines. Les accidents recommencent et plus tard disparaissent presque complètement.	
371	Studgaard *Hosp. Tidende*, t. XLV, 1878.	Femme, 30 ans.	Mouvements rotatoires de la tête.	Elongation et résection du spinal.	Guérison.	
372	*Ibid.*	Femme, 31 ans.	Torticolis.	Elongation et résection du spinal.	Guérison.	
373	Gillette, publié par Beurnier, *Progrès méd.*, 1881, p. 100.	Femme.	Epilepsie congénitale.	Elongation du médian et du cubital.	Résultat douteux.	Les attaques d'épilepsie deviennent, après l'opération, beaucoup moins fréquentes.

De l'élongation des nerfs dans les paralysies périphériques.

N°.	OPÉRATEURS et SOURCES BIBLIOGRAPHIQUES.	AGE ET SEXE.	NATURE DE L'AFFECTION.	OPÉRATION.	RÉSULTATS.	REMARQUES GÉNÉRALES.
374	Blum, *Arch. de médecine*, 1878, vol. I, p. 32,	Homme, 29 ans.	Paralysie traumatique de la moitié externe de la face dorsale de la main depuis trois mois.	Elongation des nerfs radial et médian.	Amélioration.	
375	Callender, *in* Pooley, *The med. Record*, t. XVIII, n° 7, p. 172, 1880.	Enfant.	Paralysie infantile.	Elongation du sciatique poplité externe.	Insuccès.	
376	Gérard Bomford, *The Lancet*, 1881, t. I, p. 329.	Homme, 40 ans.	Paralysie de la main des deux côtés.	Elongation des nerfs cubitaux.	Amélioration.	Trois mois après, le malade avait repris sa profession de journalier.
377	Lawrie, *Indian. med. Gaz.*, septemb. 1878.	Homme, 30 ans.	Paralysie de la sensibilité produite par la lèpre anesthésique.	»	Amélioration.	
378	Mac Leod, *The Brain*, 1880, t. II, p. 117.	Homme, 26 ans.	Parésie de l'avant-bras et de la main datant de huit ans.	Elongation du nerf cubital.	Amélioration.	L'auteur déclare que les douleurs disparurent; il n'y avait donc pas paralysie de la sensibilité.
379	Von Muralt, *Correspondenzblatt für Schweizer Ærzte*, p. 137, 1880.	Homme.	Paralysie traumatique du nerf radial.	Elongation du nerf radial.	Guérison.	
380	Nicoladini, *Beitrage für Nerven - Chirurgie*, *Wiener med. Presse*.	»	Fracture de la partie médiane de l'humérus gauche; paralysie traumatique du radial.	Elongation du radial, faite trois mois après la fracture.	Douteux.	Ne prouverait rien; souvent les paralysies traumatiques guérissent d'elles-mêmes.
381	Simon, *British med. Journ.*, n° 264, févr. 1882.	Homme, 5 ans.	Paralysie infantile de la jambe droite datant de trois ans.	Elongation du sciatique droit.	Jambe mieux nourrie. Muscles se contractent mieux.	

N^{os}.	OPÉRATEURS et SOURCES BIBLIOGRAPHIQUES.	AGE ET SEXE.	NATURE DE L'AFFECTION.	OPÉRATION.	RÉSULTATS.	REMARQUES GÉNÉRALES.
382	Sonnenburg, *Central-blatt für Chirurgie*, p. 504, 1884, et *Berliner klin. Wochenschrift*, 1884, n° 5.	»	Paralysie consécutive à une luxation traumatique de l'articulation tibio-tarsienne gauche, réduite après quarante-huit heures.	Elongation du grand sciatique au milieu de la cuisse, et du sciatique poplité externe au niveau de la tête du péroné.	Bons résultats; après l'opération, sensibilité, mouvements reviennent. Après deux ans de bains, massage, la restitution fut complète.	
383	Vieusse, *Soc. de chirurgie de Paris*, 1882, p. 651. (Rapport Chauvel.)	Sous-officier.	Paralysie du nerf radial droit consécutive à une plaie de l'extrémité supérieure et postérieure de l'avant-bras. Troubles trophiques dans la sphère du médian.	Elongation du radial six mois après la blessure.	Retour de la sensibilité. Diminution des troubles trophiques.	

384 à 413	Wecker, *Annales d'oculistique*, p. 134, 1881..........................	2 faits.	Ces observations sont commentées de la page 172 à la page 174 du mémoire.
	Kummel, *Deutsche med. Wochenschrift*, 1882, t. I......................	7 —	
	Landesberg, Elong. du nerf optique. *Arch. für Ophthalmie*, 1883, t. XXIX.	21 —	

414 | Pamard, *Soc. de chirurgie*, 1882, p. 202. 1 fait

APPENDICE AUX TABLEAUX

Les observations ci-dessous signalées sont celles qui, vu l'insuffisance de leurs détails, ne doivent pas rentrer dans les statistiques. Elles né peuvent appuyer aucune conclusion positive ou negative.

I

DAVIDSON, *in Chandler*, tableau A. — Névralgie sciatique ; élongation du sciatique droit. Guérison.

Id. Opération non mentionnée. Guérison.

LANGENBECK, *Berliner klinik. Woch.*, 27 mars 1882. — Sept opérations d'élongation pour névralgie sciatique.

NAISMITH, *Lancet (Amer Reprint)*, July 1881. — Élongation du sciatique.

PATRUBAN, *Journal of mental and nervous diseases.* New-York, april 1881 ?

RICHARSON, *The Lancet*, 1879. — Elongation du sciatique. Guérison.

ASHURT, *Chandler*, tableau A. — Névralgie traumatique.

ASHURT, id.

LE DENTU, *in Chandler*. — Élongation du lingual deuxième fait ?

ESMARCH. Névralgie du testicule, élongation spermatique externe ?

BZEHAZECK, *Beiträge zür operativen Behandlunge Allgem. Wienner med. Zeitsch.*, 1881, nos 43, 44. — Élongation des nerfs intercostaux dans un cas de névralgie mais sans amélioration durable.

HATZAOMOW, *Wratch, Gazette med. hebdomadaire de Saint-Pétersbourg*, 1883, nos 44 et 45. — Trois cas d'élongation du nerf nasal dans des cas d'iridocyclite, de staphylome de la cornée, et d'intenses douleurs consécutives à l'opération ; dans les trois cas les douleurs cessèrent.

II

KUSTER, *in Chandler*. — Névralgie?

KUSTER, id. — Névralgie ?

LANGENBECK, *Berliner klinick Wochen.*, 3 avril 1882. — Quatre cas de névralgie brachiale. Amélioration.

GERMON, *Lancet (americ. reprint)*, nov. 1881, p. 437). — Tic non douloureux de la face. Guérison.

WALLACE, *in Chandler, Journal of mental and nerv. diseases.* — Lèpre anesthésique. Amélioration.

EWART, *Lancet (am. reprint)*, march and april 1882. — Ataxie locomotrice, élongation du plexus brachial. Légère amélioration.

GERSTER, *Med. Record* 1882, *and in Chandler*. — Ataxie locomotrice, élongation des deux sciatiques.

KUSTER, *Berliner klinik. Woch.*, 27 avril 1882. — Ataxie locomotrice. Aggravation.

KUSTER, id.

SKLIFASSOUSKY, *Saint-Petersbourg med. Woch.*, 1878 n° 25, p. 213. — Élongation du nerf sciatique dans le but d'amender de vives douleurs occasionnées par une plaie; ce n'est que la résection du nerf qui amena la guérison.

CRABBEL, *Arch. für chirurgie*, XXIII, p. 817. — Tétanos à la suite d'un traumatisme, chez un homme de quarante-deux ans, traction du sciatique et du crural. Mort le même jour.

III

OSBORN, *Med. Record*, 1882, march and april. — Ataxie locomotrice. Élongation.

BARDELEBEN, *in Chandler*, tableau G. — Tétanos traumatique. Insuccès.

COOPER, id. ?

HELMUTH, *in Chandler*, tableau G ?

HELMUTH ?

B. WATSON, *in Chandler*, tableau G. — Tétanos traumatique. Mort.

Cas cités par Omboni, dont nous n'avons trouvé ni le texte in extenso
ni un résumé suffisant.

BISHOP. — Homme de soixante-dix ans, élongation et résection, succès à la deuxième opération.

JARNY. — Quarante-quatre ans, névralgie du maxillaire supérieur et inférieur.

MEDINI. — Homme trente-quatre ans, troisième branche de la cinquième paire. Guérison.

LORETA. — Cinq cas. Guérison.

IV

BAILLON. — Maxillaire inférieur. Amélioration.

LANGE. — Guérison.

LORETA. — Élongation du génito-crural.

OMBONI. — Radial et nerf du pouce. Amélioration temporaire.

STIRLING. — Homme vingt-sept ans. Névralgie sciatique avec atrophie. Pas de résultats.

POLANO. — Femme trente ans. Amélioration.

LORETA. — Seize faits, seize guérisons.

MEDINI. — Deux faits, une amélioration. Une guérison.

MIGELLINI. — Femme quarante-cinq ans.

PASINI. — Femme quarante-sept ans.

PAGET. — Contracture du bras, élongation du radial. Guérison.

LORETA. — Deux faits de tétanos sans succès.

PERUZZI. — Homme vingt-huit ans, tétanos, élongation du médian et du radial.

V

LAWRIE, *Indian med. Gazette*, sept. 1878. — Trente faits de lèpre anesthésique.

BOLIS. — Femme quarante-six ans, myélite et paraplégie, élongation du sciatique, cessation des douleurs.

MEDINI. Homme quarante et un ans, myélite transverse ; amélioration temporaire.

SCARENZIO. — Quarante-deux ans, paraplégie traumatique.

WALLON. — Quatre faits. Quatre insuccès.

BENNET. — Homme quarante-huit ans, élongation du sciatique.

PAYNE. — Amélioration.

WYEK et GUSTER. — Homme quarante-cinq ans.

LANGENBUCK. — Pemphygus chronique. Guérison.

Id. — Prurigo sénile. Guérison.

A. NEVE, *Edimburg med. Journal* 1884. — Cent quatre-vingt-dix faits (pour quatre-vingt-dix malades avec quatre-vingt-quatre succès), *Kashmir mission Hospital* (pour lèpres anesthésiques).

VERNEUIL. — *Soc. de chirurgie*, 1884, décembre, n° 945, annonce élongation dans paralysie radiale ?

RIVINGTON. — Signalé par Tillaux, *Académie de Médecine*, 1882, un cas de résection du spinal ?

RATTON. — *Med. Times and Gazette*, 1879. Quatre faits de tétanos avec renseignements incomplets.

INDICATIONS BIBLIOGRAPHIQUES

QUE JE N'AI PU METTRE A PROFIT

C.-J. Sintzel, *Weeckly, Revue Chicago*, 1883, t. VIII, 471-473. — Cas invétéré de sciatique. Élongation.

Park, *Chicago med. Journal*, 1884, XLVIII, 636-637. — Sciatique chronique. Élongation guérison, premier fait guérison, deuxième fait sans résultat.

Mears, *Med. News Philadelphie*, 1884, XLV, 58-63.. — Résection du nerf dentaire inférieur.

Philipson, *Med. Presse et Circular*. London, 1884, XXXIX. — Sciatique grave.

Atherston. — *Newe Shetching für sciatica, Canada Practit*. Toranto, 1885. XI.

Fifield. — *Sciatica, new Shetching* 1883, *med news*. Philadelphie, XLII, 10.

Rogers. — *Neurectomy of infra orbital nerve*. Mississipi, *Valley mouth*, Memphis, 1882.

Chambers. — *Subcutaneous nerve shetching*, dans le traitement de la névralgie sciatique. *Trans. med. e. chirurg.*, FA. Maryland-Baltimore, 1883, p. 183, 186.

Bust. — Un cas de tétanos traumatique aigu, *Canada Lancet*. Toranto, 1882-3, XV, p. 362.

Robins, *med. new*. Philadelphie 1883, XLIV, 339. — Trois cas d'élongation du nerf sciatique.

Musso, *Gaz. des osp*. Milano, 1883, i, IV, 393 p. 401, 417, 425. — *La cura chirurgica della epilepsia*.

Gallozi. *Ecco de osp*. Napoli, 1883 i 47-51. — De la résection du nerf dentaire inférieur.

Id. *Giornale de Newpath*. Napoli, 1882-3 i 225-229.

Bénart. Valeur comparée de la névrotomie, névrectomie et élongation dans la névralgie faciale, analysé *in Revue de chirurgie*, juin 1885. Librairie Dupont.

INDEX BIBLIOGRAPHIQUE

Abadie. — *Annales d'oculistique*, 1883, mai-juin.

Amanieu. — Th. Bordeaux, 1883.

Althans. — *British medical Journ.*, p. 11, janvier 1882.

Andrews e Farrer. — *Chicago med. Journ.*, t. XXVI, p. 130, mars 1878.

Annandale. — *The Lancet*, t. I, p. 555, 1879. — *Annali univ. di med. e chir.* Rivista, février 1881.

Auerbach. — *Deutsche med. Wochenschrift*, n° 3, 1882.

Artaud et Gilson. — *Revue de chirurgie*, n° 2, p. 134 et n° 3, p. 207, 1882.

Badal. — *Annales d'oculistique*, 1882 et 1883.

Baum. — *Berlin. klinische Wochen*, t. XXV, n° 40, p. 395, 1878.

Bastian Charlton. — *British med. Journal*, 2 juillet 1881. — *Revue des sciences méd.*, 15 avril 1882, p. 647.

Bell. — *The Lancet*, t. I, p. 905, 1878.

Benedikt. — *Wien. medicinische Presse*, n° 30, p. 941, 1881, n° 14, 1882. — *Centrallblatt für chirurgie*, n° 38, p. 595, 1881. — *Revue de Médecine* p. 985, 1882.

Berger. — *Breslauer aerzel, Zeitschrift*, n° 18, 1881.

Bernard. — *Leçons sur la physiologie et la pathologie du système nerveux* t. I, lez. 152.

Bernhardt. — *Deutsche med. Wochenschrift*, n° 9, 1881.

Berridge. — *Brit. med. Journal*, 2 avril 1881.

Bernays. — *Saint-Louis med. Journ.*, t. XXIX, p. 249.

Billroth. — *Archiv für klinische chirurgie*, t. XXIII, p. 379, 1872. — *Chirurgische klin.* Berlin, p. 603, 1879.

Blum. — *Archives génér. de méd.*, p. 22, 196, 1878. — *France médicale* 26 janvier 1882.

Boldt. — *Revue de médecine*, n° 11, p. 983. 1882 et cité par Chandler.

Bolis. — *Raccoglitore medico di Forli*, vol. XVI, p. 355, 1881, vol. XXVII, p. 47, seg., 1882.

Blum. — *Arrachement du nerf sous-orbitaire, Soc. de chirurgie*. Paris, 1882.

Bramwell. — *British med. Journal*, t. I, p. 921, 1880.

Braun. — *Centrallblatt für chir.*, n° XXXVII, p. 604, 1882.

Brown-Séquard. — *Société de biologie*, 15, 29 janvier 1881. — *Gaz. méd. de Paris*, n° 6, 10, 1881. — *Annali univ. di med. chir.* Rivista, juillet 1881.

Buchanam. — *The Glasgow med. journ.*, t. XXVII, n° 4, 1882.

Buzzard. — 8 décembre 1883. — *British medical.* Deux cas d'élongation pour névralgie faciale.

Byrd. — *New-York med. Record*, t. XXIV, 13 septembre 1877.

CAVALY. — *Sciatic nerve stretching in locomotor ataxia*. Réf. dans le Lancet, 1881.

CALLENDER. *The Lancet*, t. I, p. 883, 1875. — *Annali univ. di med. e chir.* Rivista, février 1876.

CAMERON. — *The Glasgow med. Journal*, février 1881.

CARAFI. — *France médicale*, 26 janvier 1882.

CECCHERELLI. — *Sperimentale*, p. 276, septembre 1882.

CHANDLER. — *The medical Record*, t. XXI, n° 24, p. 667, t. XXII, n° 10, 11, p. 253, 282, 1882.

CHIENE. — *The Lancet*, t. I, p. 905, 1878. — *The Practitionner*, juin 1877. — *Annali univ. di med. e chir.* Rivista, février 1879.

CHAUVEL. — *Archives générales de médecine*, juin et juillet 1881.

CHAUVEL. — Juin 1885 p. 711 (2e travail).

CLARKE. — *Glasgow med. Journ.*, juin 1879.

CONRAD. — *Experimentelle Untersuchung über Nervendehnung*. Inaug. Dissertation. Griefswald, 1876.

CREDÉ. — *Berlin. klin. Wochen.*, 19 avril 1880. — *Ann. univ. di med. e chir.* Rivista, février 1881.

VON CORWAL. — De l'extension non sanglante des nerfs dans les névralgies. *Correspond. Blatt für Schweizer aertze*, n° 5, p. 119, 1er mars 1883.

CZERNY. — *Archiv für Psychiâtrie*, t. X, p. 284, 1879. — *Bull. et Mém. de la Soc. de chir. de Paris*, p. 799, 914, 922 del 1881.

COPPEZ, *Annales d'oculistique*, janvier, février 1882.

DANA. — *Medical News*, t. XXXXI, n° 1, p. 17 juillet 1882. — *The medical Record*, t. XXII, n° 5, p. 113 juillet 1882. — *Gazetta medica italiana Prov. Venete*, n° 35, 1882.

DAVIDSON. — *New-York med. Record*, p. 293, 1882 in Chandler. — *Revue de médecine*, n° 11, p. 983, 1882.

DEBOVE ET LABORDE. — *Bull. et Mém. de la Soc. de chirurgie*, t. VI, p. 767, 1880, p. 707, 1881. — *Soc. de biologie*, 22 janvier 1881. — *France médicale*, 26 déc. 1880. — *Revue des sciences méd.*, p. 642, 1882.

DRAKE. — *Canada medical and surg. Journal*, ott. e. nov. 1876.

DOUTRELEPONT. — *Centralblatt f. chir.*, n° 17, p. 286, n° 32, p. 576, 1882.

DUPLAY. — *Bull. et mém. de la Soc. de chir.*, t. IV, p. 773, 1878.

DURET. — *Contre-indications de l'anesthésie chirurgicale*. Thèse d'agrégation. Paris, 1880. — *Progrès médical*, n° 9, 10, 12, 15, 1882.

DUVAULT. — *De la distension des nerfs comme agent thérapeutique*. Thèse de Paris, n° 403, 1876. — *Annali univ. di med. e chir.* Rivista, mai 1877.

DUMONT. — *Nervendehnung and nerven*, Résection. *Deutsch. Zeitsch. f. chirurg.* Leipzig, 1883, XIX, 51-73.

DONKIN. — *Medical Times*, 1883, t. II, p. 707.

ELIAS. — *Breslauer Zeitschrift*, p. 254, 1881. — *Revue de méd.*, n° 11, p. 984, 1882.

ERLENMEYER. — *Centralblatt für Nervenheilkunde*, n° 21, p. 441, 1880.

ESMARCH. — *Deutsche medisinische Wochen*, n° 18, 1878.

ESTLANDER. — *Finka lakaresälbsk Handl.*, t. XX, p. 278. 1878.

FENGER AND LEE. — *The Journal of nervous and mental disease*, p. 263, avril 1881

FINLAY. — *Edin. med. Journal*, t. XXV, p. 210, 1879-80.

FIORANI. — *Gazzetta med. italiana*. Lombardia, n° 32, 1882. — *Annali univ. di med. e chir.*, février 1883.

FORNARI. — *Morgagni*, p. 677, 1881.

FISCHER ET SHWENINGER. — *Central für Nervenh.*, n° 11, 1881.

FRANCIS GRANT. — *The Lancet*, 11 juillet 1885, excision partielle du nerf dentaire inférieur pour une névralgie persistante de la face.

FOWLER. — *The med. Record*, 4 oct. 1884. Deux cas de neurectomie pour guérison de la névralgie faciale.

GARTNER. — *Deutsche Zeitschrift für chirurgic*, t. I, p. 450, 462, 1872.

GELLÉ. — *Société de biologie*, 22 octobre 1881.

GEN. — *London medical Record*, 15 octobre 1880.

GERALD ROMFORD. — *The Lancet*, t. I, p. 329, 1881.

GILLETTE. — *Bull. et mém. de la Soc. de chirurgie de Paris*, t. VI, p. 717, 1880; t. VII, p. 535, 539, 1881; t. VIII, p. 162, 1882.

GUSSENBAUER. — *Prag. med. Wochen.*, p. 101, 245, 1822. — *Revue de médecine*, n° 11, p. 982, 1882.

GODLEE. — *Med. Times and Gazette*, t. II, n° 1587, p. 631, 1881. — *The Lancet*, 4 juin 1881. — *Brit. med. Journ.*, t. II, p. 810, 1880.

GOLDING BIRD. — *Brit. med. Journal*, t. I, p. 969, 1880.

GROSS. — *Trigeminal neuralgia*. — *American Journal of med. sciences*, 1885, t. LXXXV.

HAHN. — *Berlin. klin. Wochen.*, 19 avril 1880.

HAMMOND G. — *Med. News*, p. 17 juillet 1872.

HAMMOND M. — *The men. Record*, 13 août 1881.

HEATH. — *Med. Times and Gaz.*, t. II, p. 484, 1880.

HELMUTH. — *Homeopathic Times New-York*, t. VI, p. 112, 1879-80.

HIGGENS. — *Brit. med. Journ.*, t. I, p. 893, 1879.

HILDEBRANT. — *Deutsche klin. Wochen.*, n° 36, 1880.

HILDEBRANT. — *Deutsche Zeitschrift für chirurgie*, 1883, XIX.

A. HILLER. — *Charité Annalen*, VI, 1882.

HEUSTIS. — *Med. news*, Philadelphie, 8 décembre 1883.

HIRSCHFELDER. — *Pacif. med. and surg. Journ.*, p. 510, avril 1881.

HUTCHINSON. — *Med. Times and Gaz.*, t. I, p. 678, 1879.

ISRAEL. — *Wiener med. Wochen.*, n° 7, 1882. *Revue de méd.*, n° 11, p. 983, 1882.

JEWELL. — *New-York med. Record*, 8 avril 1882.

JAMY. — *Centralblatt f. Nerven.*, février 1881. — *Ann. univ. di med. e chir.* Rivista, novembre 1881.

JOHNSTON. — *The Lancet*, t. XII, p. 398, 1879. — *Brit. med. Journ.*, 2 juillet 1881.

KLIN AND KNIE. — *Petersbourg und Wochen.*, p. 307, 1879.

KLAMROTH. — *Centralblatt f. chir.*, p. 868. 1878. —*Ann. univ. di med. e chir.* Rivista, novembre 1879.

KOCHER. — *Schweizer Aertze correspondenzblatt*, p. 17, 20, 1876, p, 324, 1879.

KULENKAMPFF. — *Berlin. klin. Wochen.*, 28 novembre 1881.

KUMMEL. — *Ueber Dehnung, Deutsch. med. Woch.*, 1882.

LABORDE. — *Soc. de biologie*, 5 et 12 février 1881.

LAGRANGE. — L'arrachement du nasal externe. *Archives d'ophtalmologie*, 1884.

LANGENBUCH. — *Beilage zum Centralblatt, f. chir.*, n° 20, p. 23, 1881. — *Berliner klin. Wochen.*, t. XXVI, n° 48, p. 709, 1879, n° 24, 27, 1831, n° 1882. Rivista, 27 février et octobre 1881. — *Revue des sciences méd.*, 15 avril 1882, p. 645.

LAMARRE. — *Revue de chir.*, p. 493, 1881.

LAWRIE. — *Indian med. Gaz.*, septembre 1878. — *The Lancet*, t. I, p. 413, 1881.

LANGENDORFF. — *Centralblatt*, 1883, p. 646.

LANDESBERG. — *Optic nerve stetching. In Græfe arch.*, vol. XXIX.

LETIÉVANT. — *Traité des sections nerveuses.*

DE LA HARPE. — *Revue méd. de la Suisse romande*, p. 140, 1884.

LÉPINE. — Sur les effets de l'élongation très modérée du nerf sciatique par la méthode sous-cutanée chez les ataxiques, *Soc. de biologie*, 1883. — *Ibid.*, 194-197.

LE DENTU. — *Bull. de la Soc. de chir.*, t. VII, p. 795, 1881.

LE FORT. — *Soc. de chir.*, 28 juillet 1882.

LEYDEN. — *Deut. med. Zeit.*, juillet 1882. — *Gazetta medica prov. venete*, n° 38, 1882.

LORETA. — *Memorie dell' Accademia delle scienze di Bologna*, t. CXI, p. 445, 1882.

MACFARLANE. — *The Lancet*, n° 6, 1878.

MACINTOSH. — *American Journ. of med. sc.*, p. 456, 1881.

MAC-LEOD. — *The Brain*, t. II, p. 117, 1880.

MARCUS ET WIETT, *Gaz. des hôpit.*, n° 21, 1881. — *Société de biologie*, 11 mai et 5 novembre 1881.

MASING. — *Saint-Petersbourg medicin Wochen.*, Band III, p. 281, 1878, n° 49, 1879.

MEDINI. — *Bulletino delle scienze mediche di Bologna*, ser. 6, vol. IX, 1882.

MARTON. — *The med. Record*, t. XXI, n° 18, p. 499, 1882.

MORTON W. G. — *Journal of nervous and mental diseases*, p. 133, 1882. — *Revue de médecine*, p. 985, 1882.

MORTON E COX. — *The American Journ. of med. sciences*, t. I, p. 150, 1878.

MORRIS H. — *British med. Journ.*, t. I, p. 933, 1879.

MARSHALL (John). — *Nerve shetching for the relief or cure of pain.*

MINOIR. — *Comptes rendus de l'Académie des sciences*, 1883, 19 mars.

MARC-SÉE. — *Soc. de chir. de Paris*, 1882, p. 449.

MORITZ ROSENSTEIN. — *Ein fall von Nervendhnung bei tabes dorsalis* (*Arch. für Psychiätrie*, etc. XVI, 1884).

MONOD. — *Résection du nerf dentaire inférieur dans les névralgies. — Soc. de chir.*, 1884, 580, 600.

MAC-DOUGAL. — L'étiologie du tétanos, la valeur de la neurectomie dans le traitement. — *Lancet*. London, 1884, II, 98, 140.

MUGELLINI. — *Raccoglitore medico di Forli*, t. XVI, p. 94, 30 juillet 1881.

MULLER ET EBER DEBER. — *Centralblatt für chir.*, n° 30, p. 474, 1831.

NAISMITH. — *The Lancet*, t. I, p. 782, 1881.

NANKIWELL. — *The Lancet*, t. I, p. 311, 1878. — *Ann. univ. di med.* Rivista, novembre 1878.

NEVE. — Arrachement dans la lèpre anesthésique, cent quatre-vingt-dix opérations. *Edimburch med. Journal*, 1884.

Id. — Élongation dans les affections de la moelle. *The Lancet*, septembre 1885.

NICAISE. — *Revue de chir.*, p. 688, 1861.

NICOLAS. — *Du traitement de la névralgie sciatique par l'élongation du nerf.* Thèse de Paris, n° 278, 1881.

NICOLADINI. — Résection du nerf dentaire inférieur, *Wienn. med.*, Press, n° 27, 1882.

NOCHT. — *Centralblatt für die Medicinische Wissenschaften*, avril 1882.

NUSSBAUM. — *Deutsche Zeitschrift für chir.*, t. I, p. 450, 1872. — *Klinik. Mitheilungen.* Monaco, 1876. — *Aertze Intellig. blatt.*, t. XXV, p. 558, 1878. *Die Chirurg. klinik zu München*, 1875. — *Revue de chir.*, p. 238, 1882. — *Otto Conferenze di clinica chirurgica*, p. 38, 1882.

OMBONI. — *Annali univ. di med. e chir.*, t. CCLI, p. 43, 1880, t. CCLXIII, 1883.

OSTENREICHER. — Casuistique de l'élongation des nerfs dans le tétanos traumatique. — *Rev. méd. de Vienne*, 1882, n° 21, p. 22.

PAMARD. — *Bull. de la Soc. de chir.*, t. VIII, p. 303, 1882.

PANAS. *Acad. de médecine*, 13 décembre 1881. — *Revue des sciences méd.*, t. XXIX, p. 648, 1882.

PATRUBAN. — *Centralblatt für medizinische Wochen.*, p. 254, 1873.

PAYNE. — *Brit. med. Journ.*, p. 1058, décembre 1881.

PÉAN. — *Gazette des hôp.*, n° 12, p. 89, 1882.

PERRUZZI. — *Raccoglitore med. di Forli*, n° 16, 1882.

PETERSEN. — *Centralblatt f. chir.*, p. 49, 1876.

POLAILLON. — *Bull. de la Soc. de chir.*, t. VII, p. 802, 1881. — *Revue de chir.*, n° 12, p. 1031, 1881.

POOLEY. — *The med. Record*, t. XVIII, p. 172, 1880.

PRÉVOST. — *Revue médicale de la Suisse Romande*, n° 8 et 9, 1881.

PUTNAN-JAMES. — *Archiv of med. New-York*, février 1880. — *Annali univ. di med.* Rivista, novembre 1881.

PODREZ. — Deux cas d'élongation du nerf sciatique dans le *tabes dorsalis*. *Wratch.* Saint-Pétersbourg, 1882, n° 38, 39.

POULET. — *Soc. de chirurgie*, 1884, décembre (Rapport de Chauvel),

POZZI. — Valeur comparée de l'élongation et de la névrotomie. *Gaz. méd. de Paris*, 1883.

QUINQUAUD. — *Soc. de biologie*, 19 mars et 23 avril 1881. — *Gazz. med. ital. prov. venete*, n° 15, 1881.

RANKE. — *Centralblatt f. chir.*, n° 46, p. 724, 1881.

RAMSCHOFF. — *Cincinnati Lancet and chimic*, t. II, p. 41, 1879.

RATTON. — *Med. Times and Gaz.*, 1879.

REDARD. — *Gazette des hôpitaux*, n° 12, p. 91, 1883.

RIEDEL. — *Deutsche med. Wochen.*, n° 1, 1882. — *Revue des sciences méd.*, t. XX, n° 40, p. 668, 1882.

ROSENBACH. — *Centralblatt für chir.*, n° 26, p. 401, 1881. — *Annali univ. di med.* Rivista, janvier 1882.

ROSSI. — *Bulletino delle scienze mediche di Bologna*, février, juin 1882.

ROGOVICHT. — *Influence de l'extension du nerf sur sa conductibilité et son irritabilité. Revue Hayem*, t. XXIV, p. 434.

RICHELOT. — *Union médicale*, 1883, t. XXXV, p. 922.

RUMPF. — *Bericht von VIII Wender-Sammelung der südwestdeutch Neurologen med. Irrenärtzte.*

SCHEWING. — *De l'élongation des nerfs.* Thèse de Paris, 1881.

SCHNEIDER. — *Berliner klinische Wochen.*, t. XIV, p. 43 et 633, 1877.

SCHUTTER. — *Centralblatt für chir.*, n° XVIII, p. 285, 1881.

SCHUSSLER. — *Berlin. klin. Wochen.*, t. XVI, p. 684, 1879, 27 septembre 1880. — *Centralblatt f. Nervenheilkunde*, n° 10, 13, 1881. — *Revue de médecine*, p. 985, 1882.

MARC SÉE. — *Bull. de la Soc. de chir.*, p, 448, 1882.

SIMON. — *Centralblatt f. chir.*, 15 janvier 1882.

SMITH. — *Gaz. des hôp.*, n° 27, 1881.

SOCIN ET SURY BIENZ. — *Corresp. Bl. f. Schweizer Aertze*, 15 décembre 1880. — *Deutsche med. Zeitung*, n° 1, 1881. — *Progr. méd.*, n° 9, 1881.

SOUTHAM. — *The Lancet*, 27 août 1881. — *Revue de médecine*, n° 11, p. 983, 985, 1882.

SPENCE. — *The Lancet*, t. I, p. 249, 1880. — *Annali univ. di med.* Rivista, février 1881.

SPENCER. — *Brit. med. Journ.*, 20 janvier 1882. — *Rev. méd.*, n° 11, p. 922, 1882.

STEWART GRAINGER. — *Brit. med. Journ.*, t. I, p. 803, 1879.

STRUCKMANN MAAG. — *Hosp. Tidende*, 2, 44, 1872.

STUDSGAARD. — *Hosp. Tidende*, t. XXXXV, 1878.

SYMINGTON. — *The Lancet*, t. I, p. 904, 1878.

STINTZING. — *Ueber nervendehnung. Résumé in Centralblatt für chir.*, 1883, p. 351.

STOKES (de Dublin). — *Lancet*, janvier 1884, t. I, p. 81.

TROUSSEAU. — Th. Paris, 1883.

THIERSCH. — *The medical Record*, t. XXI, n° 18, p. 488, 1882.

THOMAS. — *Bull. et mém. de la Soc. de chir.*, t. V, p. 173, 1879.

TROMBETTA. — *Sullo stiramento dei nervi.* — Messina, 1880. — *Resoconto della Clinica chirurgica.* — Messine, 1880, p. 146.

VOGT. — *Die Nervendehnung als operation in chirurgeschen Praxis*, Leipzig, 1877. — *Klinische Wochen.*, p. 22, 1874. — *Centralblatt f. chir.*, n° 40, 1876.

VALSHAM. — *Brit. med. Journ.*, p. 1009, 1880.

VEIR-MITCHELL. — *Lésion des nerfs.* Paris 1874.

VON-MURALT. — *Correspondenzblatt für Schweizer Aertze*, p. 137, 1880. — *Annali univ. di med. Rivista*, février 1881.

VIEUSSE (Chauvel, rapport). — De l'élongation des nerfs dans les paralysies périphériques. *Soc. de chirurgie*, 1882, VIII. 649, 653.

WATSON EBEN. — *The Lancet*, t. I. p. 229, 1878.

WELTRUBSKY. — *Centralblatt f. chir.*, n° 36, p. 598, 1882; *riferisce descas di Gussenbauer.*

WESTPHAL. — *Berlin. klin. Wochen.*, 21 février 1881. — *Revue des sciences méd.*, 15 avril 1882.

WECKER. — *Annales d'oculistique*, p, 134, 1881. — *Revue des sciences méd.*, p. 40, octobre 1882.

WYETH. — *Annales of anatomy and surgery*, mai 1882, t. V, n° 5, and *Centralblatt für chirurgie*, 1882, p. 501.

WIET. — *Contribution à l'élongation des nerfs.* Thèse de Paris, n° 41, 1881.

WITKOWSCKI. — *Arch. f Psych. med. Nervenk.*, t. XI, p. 532. — *Revue de sciences méd.*, n° 38, p. 642, 1882.

ZEISSL. — *La résection du nerf ethmoïdal. Wienn. med. Presse*, n° 35, 1881.

TABLE DES MATIÈRES

5073-86. — CORBEIL. — Typ. et stér. CRÉTÉ.

www.ingramcontent.com/pod-product-compliance
Ingram Content Group UK Ltd.
Pitfield, Milton Keynes, MK11 3LW, UK
UKHW021905070726
13613UKWH00001B/332